POCKET HANDBOOK



AMERICAN ASSOCIATION of CRITICAL-CARE NURSES

# AACN
# 중환자 간호의 핵심

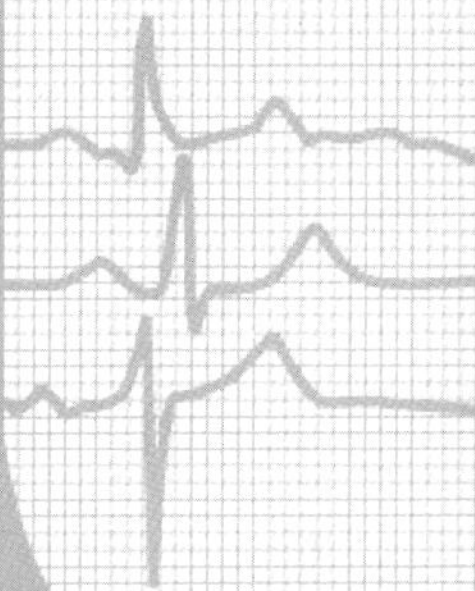

SECOND EDITION

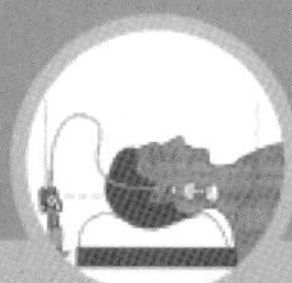
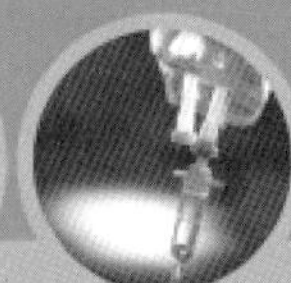
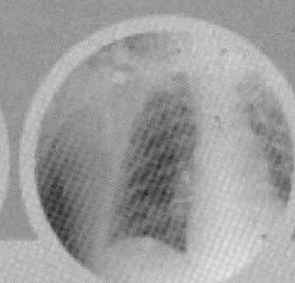

옮김 병원중환자간호사회
지음 Marianne Chulay
Suzanne M. Burns

McGraw Hill Education

# 중환자간호의 핵심

*AACN Essentials of Critical Care Nursing Pocket Handbook, 2nd Edition*

**첫째판 인쇄** 2013년 4월 11일

**지 은 이** Marianne Chulay Suzanne M. Burns
**옮 긴 이** 병원중환자간호사회
**발 행 인** 장주연
**출 판 기 획** 김상현
**편집디자인** 김세령, 이은경
**표지디자인** 전선아
**발 행 처** 군자출판사
등록 제 4-139호(1991. 6. 24)
본사 (110-717) 서울특별시 종로구 인의동 112-1 동원회관 BD 6층
전화 (02) 762-9194/5 팩스 (02) 764-0209
홈페이지 | www.koonja.co.kr


파본은 교환하여 드립니다.
검인은 저자와의 합의 하에 생략합니다.

ISBN 978-89-6278-703-0
정가 20,000원

McGraw-Hill Education Korea

AACN Essentials of Critical Care Nursing Pocket Handbook, 2nd Edition



1 2 3 4 5 6 7 8 9 10 Koonja 20 13

Original: AACN Essentials of Critical Care Nursing Pocket Handbook, 2nd Edition. © 2010
By Marianne Chulay, Suzanne Burns, AACN(American Association of Critical-Care Nurses)
ISBN 978-0-07-166408-0

When ordering this title, please use ISBN 978-89-6278-703-0

Printed in Korea

# AUTHOR 역자 명단


박종연(이대목동병원 외과계중환자실 수간호사)

구종모(이대목동병원 신경계중환자실 수간호사)

최애선(이대목동병원 내과계중환자실 수간호사)

박한미(삼성서울병원 심장외과중환자실 파트장)

양균숙(삼성서울병원 소아심장혈관외과중환자실 간호사)

김정연(세브란스병원 외과계중환자실 파트장)

표미연(세브란스병원 142병동 파트장)

최은하(서울대학교병원 간호행정파트장)

김영주(서울대학교병원 중환자실 교육전문간호사)

임은옥(서울아산병원 신경외과 중환자실 UM)

이경희(서울아산병원 내과계중환자실1 UM)

심미영(서울대학교병원 외과계중환자실 수간호사)

이미미(서울대학교병원 외과계중환자실 책임간호사)

고미숙(중앙대병원 외과계중환자실 수간호사)

# AUTHOR 역자 명단

김미라(중앙대병원 외과계중환자실 선임간호사)

손명희(고대안산병원 내과계중환자실 수간호사)

김미선(아주대병원 외과계중환자실 주임간호사)

김지양(아주대병원 집중간호팀장)

김연아(고대안암병원 심혈관계중환자실 수간호사)

이루디(고대안암병원 심혈관계중환자실 간호사)

노원재(서울성모병원 신경계중환자실 UM)

이선희(서울성모병원 심장계중환자실 UM)

김경옥(경희의료원 외과중환자실 수간호사)

김영랑(경희의료원 외과중환자실 간호사)

최은덕(경희의료원 내과중환자실 간호사)

# PREFACE 저자서문

오늘날 중환자의 치료는 나날이 발전되고 복잡해지며 다양해지고 있다. 의료장비의 발달과 치료 프로토콜의 다양함과 섬세함은 중환자를 일선에서 접하는 중환자실 간호사에게 많은 지식적인 뒷받침과 기술적인 면을 요구하고 있다.

따라서 우리는 다양해진 약물정보와 최신 연구지견 및 생리학적 데이터의 정상수치, 심전도, 혈역학적 모니터링에 대한 정보와 전문 심폐소생술의 알고리듬 등 중환자 치료의 핵심적인 요소들을 조합한 American Association of Critical-care Nurses의 Essential of critical care nursing pocket handbook을 번역하여 중환자를 치료하는 간호사에게 휴대하기 용이하고 이해하기 쉽도록 정리하였다.

이에 일선에서 중환자와 그 가족들을 마주하고 있는 중환자실 간호사 선생님들께 많은 도움이 되길 희망하며 또한 번역에 있어 많은 도움을 주신 병원중환자간호사회 이사님들과 위원님들께 깊은 감사의 마음을 전하는 바이다.

2013. 3.

**병원중환자간호사회**

# CONTENTS 목 차

**Section 4**

## CARDIOVASCULAR CONCEPTS

Section

# NORMAL VALUES

## 정상 수치

# 1.1 Normal Values Table

정상수치 표

| 약어 | 정의 | 정상수치 | 공식 |
|---|---|---|---|
| BSA | 체표면적(Body surface area) | 제곱미터($m^2$) | 신장과 체중에 기초한 계산도표에서 수치를 얻는다. |
| $C(a-v)O_2$ | 동정맥혈 산소 함량차 (Arteriovenous oxygen content difference) | 4~6 mL/100 mL | $C(a-v)O_2$(mL/100 mL or vol%) = $CaO_2-CvO_2$ |
| $CaO_2$ | 동맥혈 산소 함유량 (Arterial oxygen content) | 19~20 mL/100 mL의 공기에서 혈색소 농도와 $PaO_2$에 따라 차이가 있을 수 있다. | $CaO_2$($mLO_2$/100 mL 혈액 또는 vol %) = (Hb X 1.39)$SaO_2$+($PaO_2$ X 0.0031) |
| CI | 심장박출지수(Cardiac index) | 2.5~3.0L/min/$m^2$ | $CI(L/min/m^2) = \frac{\text{Cardiac output(심장박출량)(L/min)}}{\text{Body surface area(체표면적)}(m^2)}$ |
| CK | Creatinine kinase | <150mcg/L | |
| CK-MB | Creatinine kinase MB band | <10ng/mL 또는 전체의 <3% | |
| CO | 심장박출량(Cardiac output) | 4~6L/min | CO = 일회박출량(SV) X 심박수(Heart rate) |

## 1.1 Normal Values Table (정상수치 표) -계속

| 약어 | 정의 | 정상수치 | 공식 |
|---|---|---|---|
| $CvO_2$ | 혼합정맥혈 산소 함유량 (Mixed venous oxygen content) | $CaO_2$, 심장 박출량, $O_2$ 소모에 따라 차이가 있을 수 있다. | |
| CVP | 중심정맥압 (Central venous pressure) | 2~8mmHg | |
| dp/dt | 좌심실압의 첫 번째 유도체 (First time derivative of left ventricular pressure) | 13·-14초 | |
| EDC | 유효 동적탄성 (Effective dynamic compliance) | 여성 35~45 mL/$cmH_2O$<br>남성 40~50 mL/$cmH_2O$ | $EDC(mL/cmH_2O) = \frac{\text{tidal volume(환기량)(mL)}}{\text{peak airway pressure(최고 기도내압}(cmH_2O))}$ |
| EDV | 확장기말 용적 (End-diastolic volume) | 50~90 mL | |
| EF | 박출계수(Ejection fraction) | 70% | $\text{박출계수} = \frac{\text{SV(1회박출량)}}{\text{EDV(확장기말 용적)}}$ |
| FRC | 기능적 잔기량 (Functional residual capacity) | 2,400 mL | |

## 1.1 • Normal Values Table (정상수치 표) -계속

| 약어 | 정의 | 정상수치 | 공식 |
|---|---|---|---|
| HR | 심박수(Heart rate) | 60~90회/분 | |
| IF | 흡기력(Inspiratory force) | 75~100cmH$_2$O | |
| LVSW | 좌심실 박출 작업량 (Left ventricular stroke work) | 8~10g/m/m$^2$ | LVSW(좌심실 박출 작업량) = SI(박출량지수) X MAP(평균동맥압) X 0.0144 |
| MAP | 평균 동맥압 (Mean systemic arterial pressure) | >70mmHg | MAP 추정값 = (수축기압+2확장기압)/3 |
| $O_2$ availability | 산소 가용성(Oxygen availability) | 550~650 mL/min/m$^2$ | $O_2$ availability(산소가용성)(mL/min/m$^2$) = CI(심장박출지수) X $CaO_2$(동맥혈 산소 함유량) X 10 |
| $O_2$ extraction ratio | 산소 추출비 (Oxygen extraction ratio) | 0.25 | 산소 추출비 = $\frac{C(a-v)O_2}{CaO_2}$ |
| $P(A-a)O_2$ | 폐포 동맥간 산소분압차(Alveolar-arterial oxygen gradient) | $FiO_2$=1.0일 때 25~65 mmHg | $P(A-a)O_2$(mmHg) = $PAO_2-PaO_2$ |

## 1.1 • Normal Values Table (정상수치 표) -계속

| 약어 | 정의 | 정상수치 | 공식 |
|---|---|---|---|
| $P(A-a)O_2$ | 폐포 동맥간 평균 산소 분압<br>(Mean partial pressure of oxygen in alveolus) | 104mmHg | |
| $P(A-a)CO_2$ | 폐포의 이산화탄소 분압차<br>(Partial pressure of carbon dioxide in alveolus) | 40mmHg | |
| $PaCO_2$ | 동맥혈의 이산화탄소 분압<br>(Partial pressure of carbon dioxide in arterial blood) | 35~45mmHg | |
| PAD | 폐동맥 확장기압<br>(Pulmonary artery diastolic) | 5~12mmHg | |
| $PaO_2$ | 동맥혈의 산소 분압<br>(Partial pressure of oxygen in arterial blood) | 환자의 연령과 $FiO_2$에 따라 차이가 난다.<br>대기 중 : 80~95mmHg<br>100% 산소 : 640mmHg | |

## 1.1 Normal Values Table (정상수치 표) –계속

| 약어 | 정의 | 정상수치 | 공식 |
|---|---|---|---|
| PAS | 폐동맥 수축기압(Pulmonary artery systolic pressure) | 16~24mmHg | |
| PCWP | 평균 폐모세혈관 쐐기압 (Mean pulmonary capillary wedge pressure) | 5~12mmHg | |
| $Pvco_2$ | 혼합 정맥혈 이산화탄소 분압 (Partial pressure of carbon dioxide in mixed venous blood) | 41~51mmHg | |
| $Pvo_2$ | 혼합 정맥혈 산소 분압 (Partial pressure of oxygen in mixed venous blood) | $FiO_2$, 심장 박출량, 35~40mmHg의 산소 요구에서 차이가 난다. | |
| PVR | 폐혈관저항 (Pulmonary vascular resistance) | 120~200dynes/s/$cm^5$ 1.5~2.5mmHg | 폐혈관저항 $= \frac{(\text{폐동맥압[mmHg]}-\text{폐모세혈관쐐기압[mmHg]}) \times 79.9}{\text{심장박출량(L/min)}}$ PVR = (PA[mmHg]–PCWP[mmHg]) X 79.9/CO(L/min) |

## 1.1 • Normal Values Table (정상수치 표) -계속

| 약어 | 정의 | 정상수치 | 공식 |
|---|---|---|---|
| Qs/Qt | 우좌션트(비환기 폐포를 지나거나 또는 이와 동등한 때 심장박출량의 퍼센트) (Right-to-left shunt (percentage of cardiac output flowing past nonventilated alveoli or the equivalent) | 5~8% | $Qs/Qt(\%) = \frac{0.0031 \times P(A-a)q_2}{C(a-v)O_2 + (0.0031 \times P[A-a]o_2)} \times 100$ <br> 동맥혈이 100% 포화되었을 때만 타당함 |
| R or RQ | 호흡지수(Respiratory quotient) | 0.8 | $RQ(호흡지수) = \frac{Vco_2}{Vo_2}$ |
| RVSW | 우심실 박출 작업량 (Right ventricular stroke work) | $51\sim61 g/m/m^2$ | 우심실 박출 작업량 = 박출량지수 X 평균폐동맥압 X 0.0144 <br> RVSW = SI X MPAP X 0.0144 |
| $SaO_2$ | 동맥혈의 평균 산소헤모글로빈 포화도(Percentage of oxyhemoglobin saturation of arterial blood) | 96~100%(air) | |
| SI | 박출량지수(Stroke index) | $35\sim50\ mL/m^2$ | $SI(mL/min/m^2) = \frac{\text{stroke volume(1회박출량)}}{\text{body surface area(체표면적)}}$ |

## 1.1 Normal Values Table (정상수치 표) –계속

| 약어 | 정의 | 정상수치 | 공식 |
|---|---|---|---|
| SV | 1회박출량(Stroke volume) | 50~100 mL/beat | SV(mL/beat) = 심장박출량(mL)/심박수 |
| SvO2 | 혼합 정맥혈의 평균 산소헤모글로빈 포화도(Percentage of oxyhemoglobin saturation of mixed venous blood) | 70~80%(air) | |
| SVR | 전신혈관저항<br>(Systemic vascular resistance) | 900~1,200dynes/s/㎝$^5$<br>10~15mmHg<br>(mmHg X 80=dynes/s/㎝$^5$) | 전신혈관저항(SVR)(dynes/s/㎝$^5$)<br>$= \frac{(\text{평균동맥압[mmHg]} - \text{중심정맥압[mmHg]}) \times 79.9}{\text{심장박출량(L/min)}}$ |
| Troponin I | Troponin I | <0.4ng/mL | |
| Troponin T | Troponin T | <0.1ng/mL | |
| VC | 폐활량(Vital capacity) | 65~75 mL/kg | |
| $V_{CO_2}$ | 이산화탄소생산량<br>(Carbon dioxide production) | 192 mL/min | $V_D/V_T = \frac{Pa_{CO_2} - P_{ECO_2}}{Pa_{CO_2}}$ |
| $V_D$ | 사강(Dead space) | 150 mL | |

## 1.1 • Normal Values Table (정상수치 표) –계속

| 약어 | 정의 | 정상수치 | 공식 |
|---|---|---|---|
| $V_D/V_T$ | 사강 대 일회호흡량 비 (Dead space to tidal volume ratio) | 0.25~0.40 | |
| $Vo_2$ | 산소소모량 (Oxygen consumption) | 115~165 mL/min/$m^2$ | $O_2$ extraction ratio= $\frac{C(a-v)O_2}{CaO_2}$ |
| $V_T$ | 일회호흡량(Tidal volumc) | 6~8 mL/kg | |

Adapted from : Hall J, Schmidt G, Wood L. Principles of critical care. 3rd ed.
McGrow Hill, 2005: cover tables Ⅰ~Ⅳ

Section 2

# ASSESSMENT

## 사정

## 2.1 • Summary of prearrival and Admission Quick Check Assessments

입원 전과 입원 시 신속사정 요약

### 입원 전 사정

- 환자정보 요약 및 기록(나이, 성별, 주 호소, 진단, 적절한 과거력, 생리적 상태, 침습적 도구, 기구, 검사실/ 진단 검사 상태)
- 필요한 의료기구 확인과 입원실 준비

### 입원 시 신속사정 점검

- 일반적 외모(의식)
- 기도
  개방상태
  인공 기도내관의 위치(인공기도가 있다면)
- 호흡
  호흡의 양과 질(속도, 깊이, 양상, 대칭성, 노력, 보조근의 사용)
  호흡음
  자발 호흡의 존재
- 순환과 뇌 관류
  심전도(속도, 리듬, 그리고 전위의 존재)
  혈압
  말초 맥박과 모세혈관 충만
  피부, 색, 체온, 습기
  출혈의 존재
  의식단계(Level of consciousness), 반응
- 주 호소
  primary body system
  관련 증상
- 약물과 진단적 검사
  입원 전 복용약(처방된 약, 구입한 약, 불법적인 약물)
  최근 복용약
  진단적 검사 결과 검토
- 기구
  혈관과 drainage system의 개방성
  환자에게 연결된 모든 기구의 적절한 기능과 labeling의 적절성
- 알러지

## 2.2 • Summary of conprehensive admission assessment requirements

입원시 사정요구의 이해 요약

**과거력**
- 내과적 상태. 외과적 시술
- 정신적/정서적 문제
- 입원력
- 약물(처방된 약, 구입한 약, 불법적인 약물)과 마지막 약물 복용량과 시간
- 알러지
- Review of body system(표 1-7 참조)

**사회력**
- 나이, 성별
- 인종
- 신장, 체중
- 최종학력
- 직업
- 결혼여부
- 가족관계
- 종교
- 건강관리를 위한 사전의료지시서 및 지속적 위임장
- 약물 남용(알코올, 약물, 카페인, 담배)
- 가정 폭력 혹은 취약한 성인 감별

**심리사회적 사정**
- 일반적 의사소통
- 대처 방법
- 불안과 스트레스
- 중환자실에 대한 기대
- 현재의 스트레스
- 가족의 요구

**영성**
- 신념/영적 선호
- 치료법

**신체적 사정**
- 신경계
- 심혈관계
- 호흡기계
- 신장계
- 위장관계
- 내분비/혈액학/면역
- 피부

## 2.3 • Suggested Questions for Review of Past History Categorized by Body System

신체계통별 건강력 수집 질문

| 신체 계통 | 질문 | 신체 계통 | 질문 |
|---|---|---|---|
| 신경계 | • 발작을 경험한 적이 있는가?<br>• 기절이나 일시적 의식상실 또는 섬망을 경험하였는가?<br>• 사지에 감각저하, 저림 또는 근육약화 증상이 있었는가?<br>• 청력, 시력, 말하기에 문제가 있었는가?<br>• 당신의 현 상태로 인해 자가 간호능력에 변화가 있었는가?<br>• 지팡이 같은 보조기구를 필요로 하는가? | 신장계 | • 배뇨 횟수에 변화가 있는가?<br>• 배뇨 시 타는 듯한 통증, 분비물이 있거나 배뇨가 어려운 적이 있는가?<br>• 소변에 혈액이 섞여 나오는가? |
| 심혈관계 | • 심장마비 같은 심장질환이나 뇌졸중 같은 질환을 앓은 적이 있는가?<br>• 사지피로감 같은 문제가 있는가?<br>• 부정맥이 있는가?<br>• 혈압이 높은가?<br>• 심장 박동 조율기나 체내형 제세동기가 몸 속에 있는가? | 위장관계 | • 최근 체중 감소나 증가가 있었는가?<br>• 식욕의 변화가 있었는가?<br>• 오심과 구토 같은 증상이 있었는가?<br>• 정상적인 배변습관에 변화가 있거나 장운동이 얼마나 자주 있는가? |
| 호흡기계 | • 숨이 찬 적이 있는가?<br>• 호흡과 관련된 통증이 있는가?<br>• 기침이 지속적이거나 객담을 수반한 기침이 있는가?<br>• 폐에 영향을 줄 수 있는 환경에 노출된 적이 있었는가?<br>• 수면 무호흡이 있는가? | 피부계<br>내분비계<br>혈액계<br>면역계 | • 피부에 문제가 있는가?<br>• 출혈과 관련된 문제가 있는가?<br>• 만성염증과 관련된 문제가 있는가?<br>• 최근 접촉성 전염병을 앓은 적이 있는가? |

| 신체 계통 | 질문 |
| --- | --- |
| 사회 심리적 | • 의사소통을 힘들게 만드는 신체적 증상(청력 저하, 시력 장애, 언어 장애, 기타)이 있는가?<br>• 당신의 학습법은 무엇인가? 반복적인 정보 제공 또는 선행 학습을 필요로 하는가?<br>• 당신의 스트레스, 위기, 통증에 대처하는 방법은 무엇인가?<br>• 당신의 가족 또는 인간관계 속에서 가장 중요한 사람이 누구인가?<br>• 당신과 함께 또는 당신을 위해 결정을 내릴 수 있는 사람이 누구인가?<br>• 만성질환을 앓은 적이 있었는가?<br>• 학대를 당한 적이 있었는가?<br>• 불안, 신경과민, 착란, 기분의 갑작스러운 변화 또는 자살 시도를 경험한 적이 있는가?<br>• 가족에게 중요한 의미를 갖는 문화적 관습, 종교적 영향 및 가치가 있는가?<br>• 가족구성원의 중환자 간호 인력과 환경에 대한 인식과 기대하는 바가 무엇인가? |
| 영적 | • 당신의 종교는 무엇인가?<br>• 당신의 스트레스를 치유하거나 대응을 돕는 중재는 무엇인가?<br>• 당신은 사제, 목사 또는 다른 영적 치유자를 만나고 싶은가? |

## 2.4 Ongoing Assessment Template

현 병력 사정 본보기

| 신체 계통 | 사정 항목 | 신체 계통 | 사정 항목 |
|---|---|---|---|
| 신경계 | •의식소실<br>•동공<br>•사지근력 | 위장관계 | •장음<br>•복부외관<br>•배액관 위치<br>•분비물의 색깔과 양<br>•빌리루빈과 알부민 수치 |
| 심혈관계 | •혈압<br>•심박수와 리듬<br>•심음<br>•모세혈관 재충혈<br>•말초맥박<br>•정맥주사 개방성<br>•정맥주사 용액과 약물 확인<br>•혈역학적 압력과 파형<br>•심박출량 자료 | 내분비계<br>혈액계<br>면역계 | •수액균형<br>•전해질과 혈당 수치<br>•CBC와 혈액응고 수치<br>•체온<br>•WBC와 differential count |

## 2.4 • Ongoing Assessment Template (현 병력 사정 본보기 ) -계속

| 신체 계통 | 사정 항목 | 신체 계통 | 사정 항목 |
|---|---|---|---|
| 호흡기계 | • 호흡수와 양상<br>• 호흡음<br>• 객담의 색과 양<br>• 비침습적인 기술 자료(예: 맥박 산소측정기, 호기말 이산화탄소 측정)<br>• 인공호흡기 변수 확인<br>• 동맥 또는 정맥 혈액 가스 분석 | 피부계 | • 피부색과 온도<br>• 피부 통합성<br>• 발적 범위 |
| 신장계 | • 섭취배설량<br>• 소변양과 색깔<br>• BUN/creatinine 값 | 통증/불편감 | • 계통별 사정<br>• 중재에 대한 반응 |
| | | 사회 심리적 | • 의식상태와 행동 반응<br>• 만성질환 경험에 대한 반응(예: 스트레스, 불안, 대처, 기분)<br>• 인지손상(치매, 섬망), 우울 또는 혼란<br>• 가족기능과 요구<br>• 요구를 전달하고 간호에 참여할 수 있는 능력<br>• 수면 패턴 |

## 2.5 • Identification of Symptom Characteristics

증상의 특성 사정

| 특성 | 질문 사례 |
|---|---|
| 발병 시기 | 어떤 상황에서 어떻게 증상이 나타났나요? 증상이 갑작스러웠나요? 점차적으로 있었나요? 계속 진행되었나요? |
| 부위 | 어디에 증상이 나타났나요? 계속 그 부위만 아픈가요? 아니면 방사통이 있거나 증상이 나타난 부위가 바뀌나요? |
| 빈도 | 증상이 얼마나 자주 발생합니까? |
| 양상 | 증상이 둔하거나, 예리하거나, 타는 듯하거나 두근거리나요? |
| 강도 | 증상의 강도를 도구로 측정(숫자, 기술, FACES, FLACC) |
| 시간 | 증상의 지속시간은 얼마인가요? |
| 환경 | 당신이 무엇을 하고 있을 때 증상이 나타났나요? |
| 동반 증상 | 이 증상이 나타날 때 다른 증상이나 징후는 없었나요? |
| 증상 악화/완화 요인 | 증상을 악화시키거나 완화시키는 요인은 무엇인가요? |

## 2.6 Chest Pain Assessment

흉통 사정

| 특성 | 질문하기 | 사례 |
|---|---|---|
| P(유발요인) | 통증을 유발하거나 통증이 나타나기 전 다른 증상은 없었나요? | 계단 오르기, 걷기 또는 갑작스럽게 - 휴식시 |
| Q(양상) | 통증의 양상은 어떤가요? | 압통, 뻐근함, 오심, 구토, 식은땀을 동반할 수 있음 |
| R(방사통) | 가슴 부위 이외의 곳에 방사통이 있나요? | 턱, 목, 견갑골 부위 또는 왼쪽 팔 |
| S(강도) | 통증의 강도는 몇 점인가요(1-10점 척도)? | 1-10점 척도이며 10점이 가장 아픈 점수입니다. 당신의 통증 점수는 몇 점인가요? |
| T(시간) | 병원에 오게 된 통증의 발생시점이 언제인가요? | 병원에 오게 된 이 통증이 시작된 때는 언제인가요?<br>이 통증이 나타났다 사라졌다 하나요? 아니면 지속적인가요?<br>비슷한 통증을 얼마나 오랫동안 경험했나요? |

## 2.7 • Pain Assessment Tools Commonly Used in Critically Ill Patients

중환자에게 자주 사용되는 통증 사정 도구

**Numeric Rating Scale(NRS)**

| NRS 구두 (0~10점 척도) | NRS-101 (0~100점 척도) |
| --- | --- |
| 0점 : 통증 없음 | 0점 : 통증 없음 |
| 10점 : 가장 아픈 통증 | 100점 : 가장 아픈 통증 |

**Verbal Descriptive Scale(구두 기술 척도)**

없음 약한 통증 중등도 통증 심한 통증

**Visual Analog Scale(시각적 상사 척도)**

통증 없음 ______________________________ 가장 아픈 통증

## 2.8 CAM-ICU Worksheet

CAM-ICU 기록지

**CAM-ICU 사정도구**

| **특성 1: 급성으로 발생하였거나 계속 변화하는 상태** - 1A 또는 1B 항목에 대해 '예'이면 양성 | **양성** | **음성** |
|---|---|---|
| 1A: 현재의 의식상태가 기존의 상태와 다른가?<br>1B: 환자의 의식상태가 RASS, GCS 또는 이전의 섬망 평가에 따른 결과가 지난 24시간 동안 변화가 있는가? | 예 | 아니오 |
| **특성 2: 주의력 결핍** - 2A 또는 2B 항목에서 점수가 8점 미만일 경우 양성<br>글자를 통한 주의력 검사를 먼저 시행하고 환자가 이 검사를 수행할 수 있고 점수가 명확할 때에는 이 점수를 기록하고 특성 3으로 넘어간다. 환자가 글자를 통한 검사를 시행할 수 없거나 사용한 검사에서 점수가 명확하지 않은 경우에는 ASE 그림을 통한 주의력검사를 시행하고 두 가지 검사를 모두 시행한 경우에는 그림으로 시행한 검사 점수를 기록한다. | **양성** | **음성** |
| **2A: ASE 글자**: 채점(시행 못한 경우 NT로 기록)<br>방법: 환자에게 다음과 같이 말한다. "제가 이제 10개의 글자들을 순서대로 읽어드릴 것입니다. 이 중 'A'란 글자를 들으면 제 손을 꼭 쥐어서 알려주세요." 이후 다음 10개의 글자들을 일상적인 톤으로 읽어준다.<br>S A V E A H A A R T<br>채점: "A"라고 얘기했을 때 환자가 반응이 없거나 다른 글자에서 시험자의 손을 쥐었을 때 점수를 주지 않는다. | 점수(10점 중):___ | |
| **2B: ASE 그림**: 채점(시행 못한 경우 NT로 기록)<br>방법은 그림 패킷에 있음 | 점수(10점 중):___ | |

## 2.8 • CAM-ICU Worksheet (CAM-ICU 기록지) -계속

| **특성 3: 비체계적 사고** - 점수가 4점 미만이면 양성 | **양성** | **음성** |
|---|---|---|

3A: 예/ 아니오로 답하시오
(A형 또는 B형 중 한 가지를 선택하여 사용, 필요 시 A형과 B형을 교대로 사용한다.)

합산점수(3A+3B)
________(총 5점)

| Set A | Set B |
|---|---|
| 1. 돌이 물 위에 뜰 수 있나요? | 1. 나뭇잎이 물 위에 뜰 수 있나요? |
| 2. 바다에는 물고기가 사나요? | 2. 바다에는 코끼리가 사나요? |
| 3. 1 kg가 2 kg보다 무거운가요? | 3. 2 kg가 1 kg보다 무거운가요? |
| 4. 못을 칠 때 망치를 쓸 수 있나요? | 4. 나무를 자르는 데 망치를 쓸 수 있나요? |

**점수:** ________(각각 정답을 맞출 때 1점씩 획득, 총 4점)

3B: 따라하세요
환자에게 다음과 같이 말한다. "손가락을 이만큼 펴보세요(시험자는 환자 앞에서 두 손가락을 펴 본다.)", "이제 다른 손으로 똑같이 해 보세요(손가락 개수를 반복하지 않는다.)" *만일 환자가 양 팔을 움직일 수 없다면 두 번째 질문은 "손가락을 하나 더 펴보세요"로 대체함.

**점수:** ________(두가지 명령을 모두 성공적으로 수행하면 1점 획득)

| **특성 4: 의식수준의 변화** - RASS 점수가 0점 이외에는 모두 양성 | **양성** | **음성** |
|---|---|---|
| **최종 CAM-ICU**(특성 1과 2, 그리고 특성 3 또는 4가 존재) | 양성 | 음성 |

CAM-ICU worksheet. 섬망은 특성 1과 2가 양성이고 특성 3 또는 4에 따라 진단된다.

## 2.9 · Glasgow Coma Scale

글라스고우 코마 척도

| 반응 | 점수 |
|---|---|
| **개안 반응(E)** | |
| 자발적 | 4 |
| 소리자극에 | 3 |
| 통증에 | 2 |
| 반응 없음 | 1 |
| **운동 반응(M)** | |
| 지시를 따름 | 6 |
| 통증에 국소화 반응 | 5 |
| 통증으로부터 회피 | 4 |
| 이상 굴곡 | 3 |
| 신전 반응 | 2 |
| 반응 없음 | 1 |
| **언어 반응(V)** | |
| 지남력 있음 | 5 |
| 혼돈 | 4 |
| 부적절한 단어 | 3 |
| 이해할 수 없는 소리 | 2 |
| 반응 없음 | 1 |

※ 혼수 점수= E + M + V(점수범위 3~15)

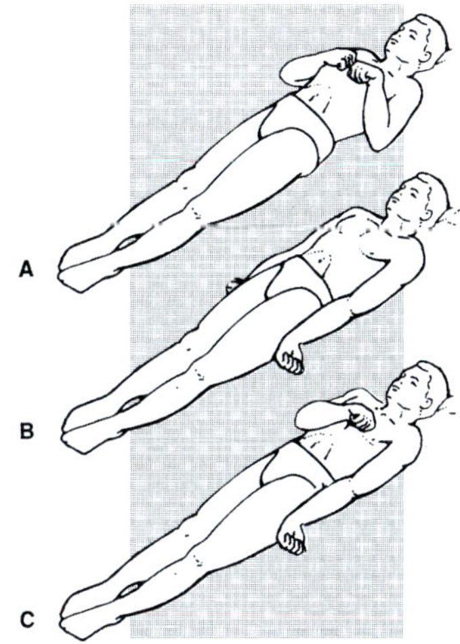


**비정상적 운동반응** (A) 제피질경직 자세 (B) 제뇌경직 자세 (C) 우측 상하지에 나타난 제피질경직 자세와 좌측 상하지에 나타난 제뇌경직 자세

## 2.10 • Sensory Dermatomes

감각 피부분절

A

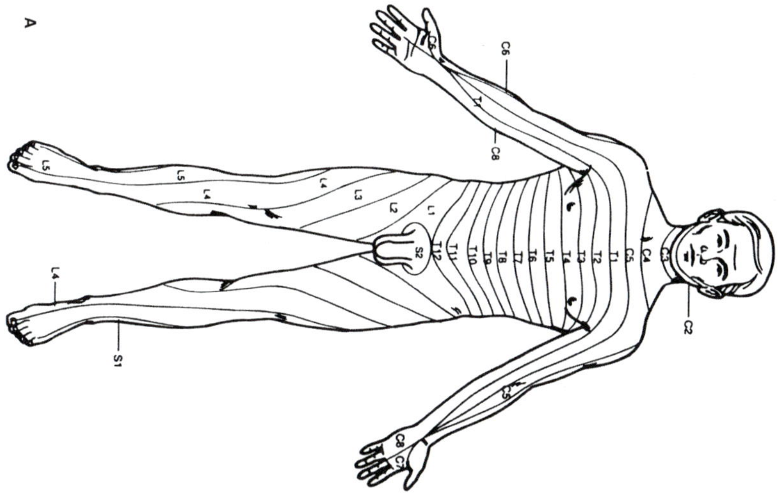


(A) 앞면

B

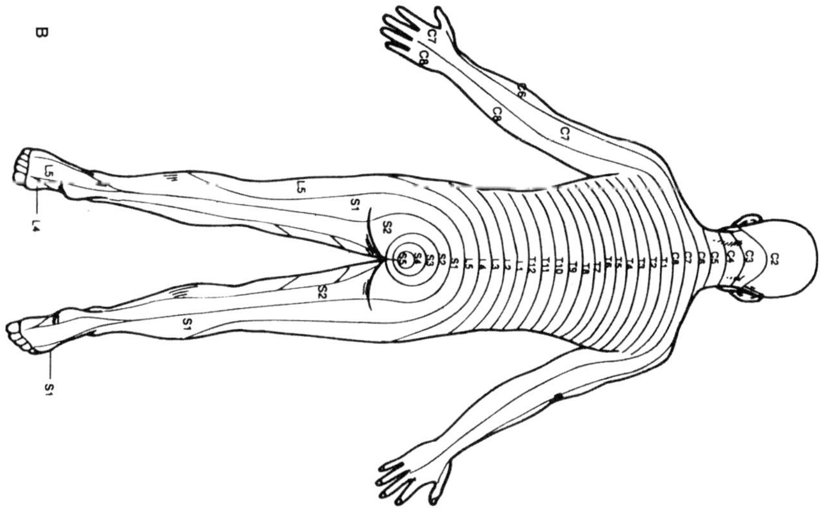
C7
C8
C6
C8
C7
C2
C3
C4
C5
C6
C7
C8
T1
T2
T3
T4
T5
T6
T7
T8
T9
T10
T11
T12
L1
L2
L3
L4
L5
S1
S2
S3
S4
S5
L5
S1
S2
L5
L4
S2
S1
S1

(B) 뒷면

## 2.11 · Edema Rating Scale

부종 측정 도구

손가락으로 피부를 눌러 함몰 정도에 따라 부종 평가

| | |
|---|---|
| 0 | 피부에 함몰 없음 |
| +1 | 약간 함몰 보임, 1초 안에 회복 |
| +2 | 피부함몰이 1-2초 안에 회복 |
| +3 | 피부함몰이 2-3초 안에 회복 |
| +4 | 피부함몰이 4초 안에 회복 |

## 2.12 · Peripheral Pulse Rating Scale

말초 맥박 측정

| | |
|---|---|
| 0 | 맥박 없음 |
| +1 | 만져지나 약하게 누르면 만져지지 않음 |
| +2 | 정상: 약하게 눌러도 만져짐 |
| +3 | 강함 |
| +4 | 강함. 도약성 맥박(맥박이 도약하듯 뜀) |

## 2.13 · Physiologic Effects of Aging

노화로 인한 생리적 변화

| 신체 계통 | 영향 |
|---|---|
| 신경계 | 시력과 청력 저하, 단기기억 상실, 운동조정능력 변화, 근육긴장도와 힘 감소, 구두와 운동자극에 대한 반응 속도 저하, 새로운 정보 종합능력 저하, 체온변화에 대한 민감도 증가, 진정(혼동 또는 흥분)에 대한 민감도 증가, 각성수준 저하 |
| 심혈관계 | 혈관과 심장판막의 죽상경화성 변화 증가, 일회 심박출량 감소로 인한 심박출량 저하, 심근의 유순도 감소, 심장 운동량 증가, 말초 맥박 감소 |
| 호흡기계 | 폐 유순도 및 탄성도 감소, 폐활량 감소, 잔기량 증가, 효과적인 기침 감소, 고이산화탄소 혈증에 대한 대처 저하 |
| 신장계 | 사구체 여과율 감소, 수분 전해질 불균형 증가 |
| 위장관계 | 치열문제 증가, 위장운동 저하, 간대사 저하, 영양상태 저하 증가 |
| 내분비, 혈액계, 면역계 | 당뇨, 갑상선 장애, 빈혈 발생 증가; 항체 반응 및 세포 면역 저하 |
| 피부 | 피부탄력성 저하, 모세혈관 출혈 및 멍 발생 증가 |
| 기타 | 약동학 및 약역학 변화, 관절 및 사지 운동 범위 감소 |
| 심리사회적 | 잠자기가 힘들고 분절수면 형태, 불안 및 우울 증가, 인지기능 저하, 변화에 대한 어려움 |

Section 3

# ECG CONCEPT

## ECG 개념

## 3.1 · ECG Lead Placement for a three-wire System

심전도의 lead 위치(3-wire)

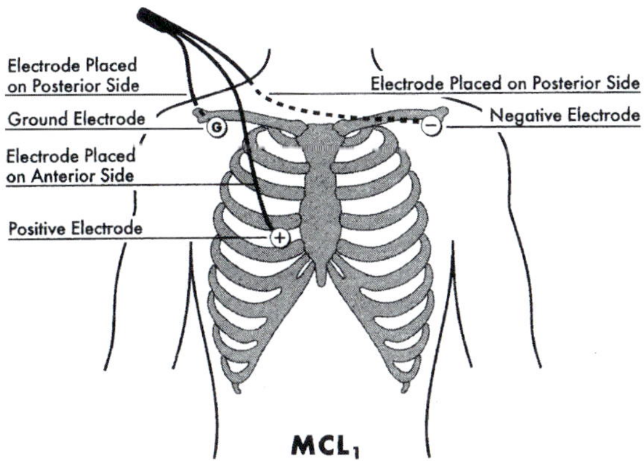


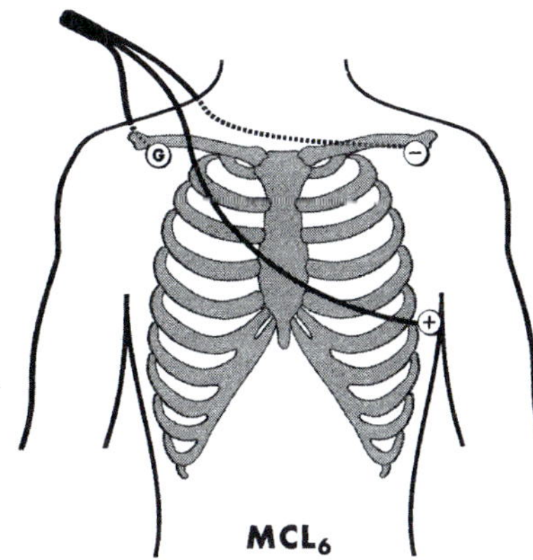


**Lead $MCL_1$ 경우** 후방 우측 어깨 위에 접지 전극
후방 좌측 어깨 위에 음 전극 그리고 $V_1$의 자리에 위치한 양 전극
($V_4$와 수평이 되는 중앙 액와선과 만나는 부위)

**Lead $MCL_6$ 경우** 후방 우측 어깨 위에 접지 전극
후방 좌측 어깨 위에 음 전극 그리고 $V_6$의 자리에 위치한 양 전극
(4번째 늑골간과 우측 흉골 만나는 부위)

## 3.1 • ECG Lead Placement for a three-wire System(심전도의 lead 위치) - 계속

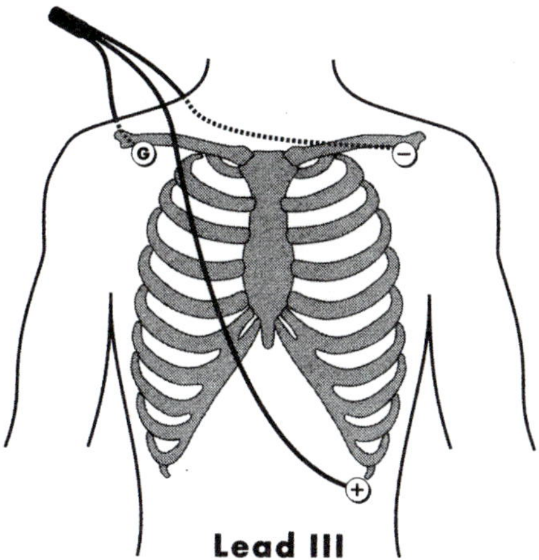


**LeadⅢ 경우** 양 전극은 좌측 상 복부에 위치

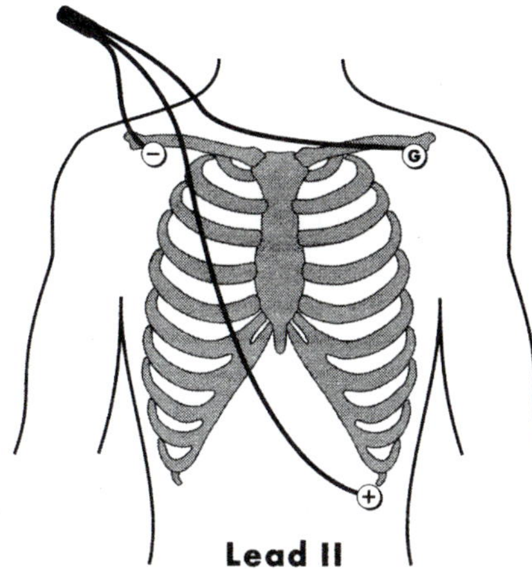


**LeadⅡ 경우** 좌측 어깨 위에 접지 전극
우측 어깨 위에 음 전극 그리고 좌측 흉곽 아래 양 전극

## 3.2 • ECG Lead Placement for a Five-wire System

심전도의 lead 위치(5-wire)

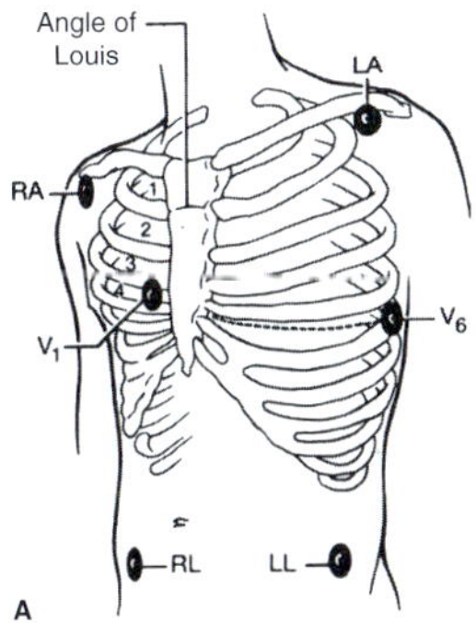


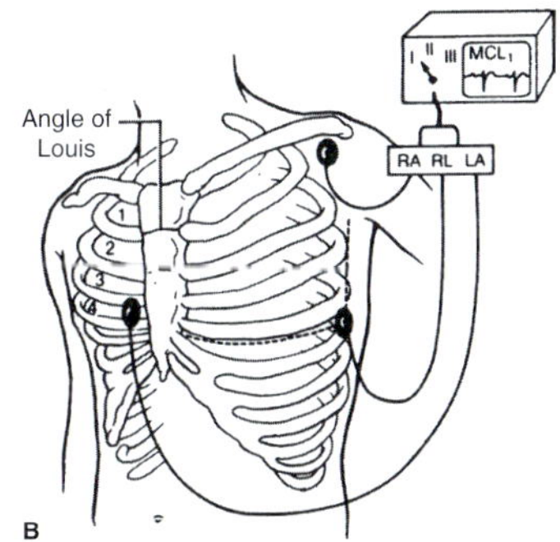


(A) 5-wire 모니터 케이블 사용을 위한 올바른 전극 위치

1〉 오른팔과 왼팔의 전극은 어깨에 위치하고 오른쪽 다리와 왼쪽 다리의 전극은 흉부 아래나 둔부에 위치한다.

2〉 팔과 다리의 전극과 함께 Leads I, II, III, aVR, aVL and aVF는 침상모니터에서 원하는 lead를 선택함으로써 볼 수 있다.

3〉 lead $V_1$를 보기 위해서는 흉부 lead를 우측흉골과 4번째 늑골간이 만나는 지점에 위치 하게 하고 침상모니터에서 "V"를 선택한다.

4〉 lead $V_6$를 보기 위해서는 흉부 lead를 좌측 중앙 액와선과 5번째 늑골간이 만나는 지점에 위치 하게 하고 침상모니터에서 "V"를 선택한다.

(B) 3-wire system를 이용하여 $MCL_1$과 $MCL_6$를 얻을 수 있는 정확한 lead의 위치

1〉 왼쪽 어깨 위에 오른팔 전극을 위치한다. 우측흉골과 4번째 늑골간이 만나는 지점에 왼팔 전극을 위치한다. 좌측 중앙액와선과 5번째 늑골간이 만나는 지점에 왼다리 전극을 위치한다.

2〉 $MCL_1$을 모니터하기 위해서는 침상 모니터에서 Lead I을 선택한다.

3〉 $MCL_6$을 모니터하기 위해서는 침상 모니터에서 Lead II를 선택한다.

## 3.3 • Twelve-Lead ECG Placement

12-Lead 심전도 위치

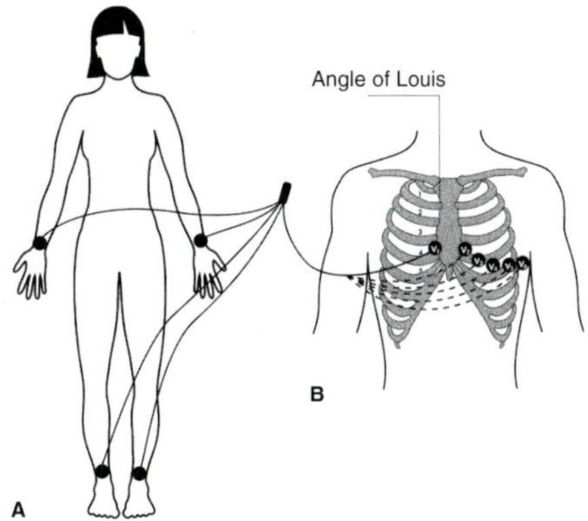


(A) 사지전극은 팔, 다리 어디에든지 위치할 수 있다. 표준 위치는 손목과 발목이다.

(B) 흉부 전극위치

$V_1$: 우측 흉골과 4번째 늑골간이 만나는 지점, $V_2$: 좌측 흉골과 4번째 늑골간이 만나는 지점, $V_3$: $V_2$와 $V_4$의 직선상의 중간 지점, $V_4$: 중앙 쇄골선과 5번째 늑골간이 만나는 지점, $V_5$: $V_4$와 같은 높이 수준과 전방 액와선이 만나는 지점, $V_6$: $V_4$와 같은 높이 수준과 중앙 액와선이 만나는 지점

## 3.4 Right Side ECG Chest Lead Placement

우측 심전도 흉부 lead 위치

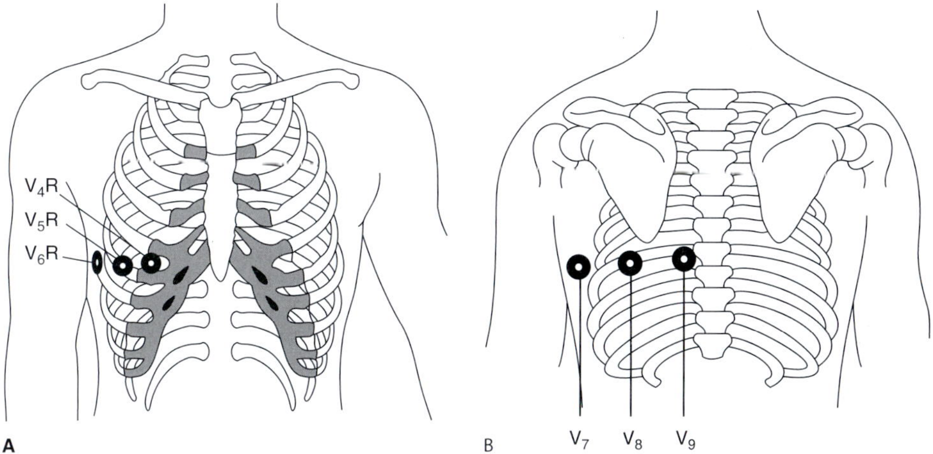


**(A) 우측흉부 leads** $V_4R$(역$V_4$): 중앙 쇄골선과 우측 5번째 늑골간이 만나는 지점, $V_5R$(역$V_5$): 전방 액와선과 우측 5번째 늑골간이 만나는 지점, $V_6R$(역$V_6$): 중앙 액와선과 우측 5번째 늑골간이 만나는 지점

**(B) 후방 leads** $V_6$: 중앙 액와선과 좌측 5번째 늑골간이 만나는 지점을 정상 위치로 간주 $V_7$: 액와선 후방선, $V_8$: 견갑골의 끝부분, $V_9$: 척추 바로 옆

## 3.5 • Waves, Complexes, and Intervals

파, 복합체 그리고 간격

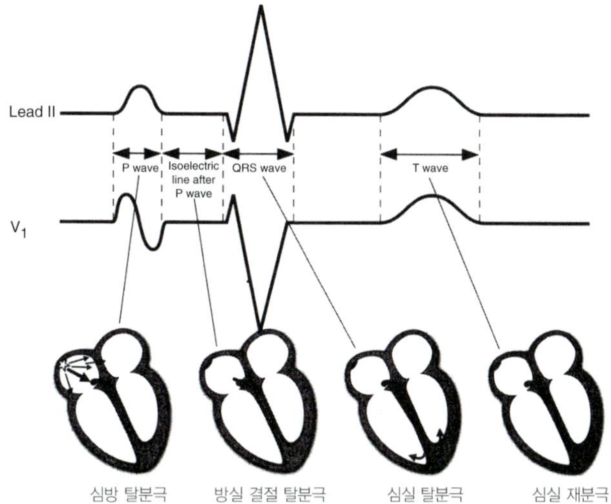


leadII와 $V_1$에서 심전도의 파, 군 그리고 간격

# 3.6 • Heart Rate Determination

심박동수 결정

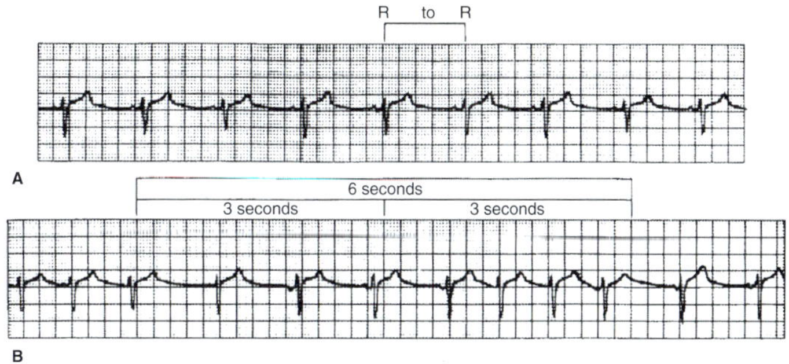


**(A) 규칙적인 리듬일 때**

〈작은 칸 이용〉

- 두 개의 R파 사이에 작은 칸을 이용
- 심전도 종이 위에 RR간격 표시
- 두개의 R파 사이에 작은 칸 25개
- 60초 내에 1500개의 작은 칸
- 1500을 25로 나누면
- 한 개의 RR간격 즉, 심박동수는 분당 60회로 계산

〈큰 칸 이용〉

- 심박동수는 또한 R파 사이의 큰 칸을 세어 결정
- R파 사이에 큰 칸이 5개
- 60초 내에 큰 칸이 300개
- 300을 5로 나누면
- 한 개의 RR 간격 즉, 심박동수는 분당 60회로 계산

**(B) 규칙적이거나 불규칙적일 때**

- 6초 내의 RR 간격의 수를 이용하여 "10"을 곱하기
- 위 (B)심전도 에서는 RR간격이 7개
- 7개에 10을 곱하면 심박동수는 분당 70회가 됨

## 3.7 Heart Rate Determination Using the Electrocardiogram Large Boxes

심전도의 큰 칸을 이용한 심박동수 결정

| R파 사이의 큰 칸 수 | 심박동수(회/분) |
|---|---|
| 1 | 300 |
| 2 | 150 |
| 3 | 100 |
| 4 | 75 |
| 5 | 60 |
| 6 | 50 |
| 7 | 40 |
| 8 | 38 |
| 9 | 33 |
| 10 | 30 |

## 3.8 • Recommended Leads for Continuous ECG Monitoring

지속적인 심전도 모니터를 위해 권장되는 leads

| 목적 | 최선 유도 |
|---|---|
| 부정맥발견 | $V_1$($V_6$: 그 다음 최선) |
| 우관상동맥 허혈, 하벽 심근경색 | III, aVF |
| 왼쪽 앞내림 동맥 허혈, 전벽 심근경색 | $V_3$ |
| 왼쪽 휘돌이 동맥, 측벽 심근경색 | I, aVL(III, aVF: 최선 사지 leads) |
| 우심실 경색 | $V_4$R |
| 축의 변화 | I과 aVF 함께 |

## 3.9 Advantages of Common Monitoring Leads

일반적인 모니터 유도의 이점

| lead | 이점 |
| --- | --- |
| **우선되는 모니터 leads** | |
| $V_1$과 $V_6$<br>(3-wire system을 이용한 $MCL_1$과 $MCL_6$) | 우각 차단과 좌각 차단을 구별한다.<br>파 모양을 통해 이상전도가 있는 심실성 맥박과 심실상성 맥박을 구별할 수 있다.<br>우심실과 좌심실 외의 맥박을 구별한다.<br>우심실과 좌심실 속도를 구별한다.<br>보통은 정상모양의 P파를 보여준다.<br>전극의 위치는 청진이나 재세동을 위해 심첨부를 깨끗하게 유지한다. |
| **기타 모니터 leads** | |
| Lead II | 보통은 정상모양의 P파를 보여준다.<br>종종 심방 조동파의 확인을 위한 좋은 lead이다.<br>동시성 심전환의 기계에 QRS군이 크고 높게 나타난다.<br>역전 P파가 확인된다. |

## 3.9 • Advantages of Common Monitoring Leads(일반적인 모니터 유도의 이점) - 계속

| lead | 이점 |
|---|---|
| LeadⅢ 또는 aVF | 반각 차단의 진단에 도움이 된다.<br>역전 P파가 확인된다.<br>심방 조동파가 확인된다.<br>ST분절 모니터를 위한 최선의 사지 lead이다. |
| Lewis lead<br>(오른쪽 제2 늑골간에 음 전극,<br>오른쪽 제4 늑골간에 양 전극) | 종종 P파를 확인하기 위한 최선의 lead이다. |

## 3.10 • Evidence-Based Practice: Bedside Cardiac Monitoring for Arrhythmia Detection

근거 기반 실무: 부정맥 발견을 위한 침상 심장 모니터

### 전극의 적용

- 모니터 전극을 적용하기 전에 피부가 깨끗하고 건조한지 확인한다.
- 팔 이음 몸통에 가능한 가장 가까운 어깨 위에 팔 전극을 위치한다.
(앞, 위, 또는 동쪽).
- 다리 전극은 늑골 아래 또는 둔부에 위치한다.
- $V_1$은 우측 흉골과 4번째 늑골간이 만나는 지점에 위치한다.
- $V_6$는 좌측 중앙 액와선과 5번째 늑골간이 만나는 지점에 위치한다.
- 48시간마다 전극을 교환하거나 피부 과민증이 발생하면 좀더 자주 교환한다.
- 일관된 lead의 위치를 확인하기 위해서 지울 수 없는 잉크로 전극의 위치를 표시한다.

### Lead 선택

- 가능할 때는 언제나 주요한 부정맥 모니터로서 $V_1$을 사용한다.
- 만약에 $V_1$을 사용할 수 없다면 $V_6$를 사용한다.
- 3-wire system를 사용하고 있다면 주요한 lead로서 $MCL_1$을 사용하고 두 번째 선택으로 $MCL_6$를 사용한다.

### 알람 제한

- 환자의 현재의 심박동수와 임상적 상태를 위한 적절한 심박동수 알람을 설정한다.
- 환자 심장 리듬이 모니터되고 있는 동안에는 절대로 알람을 끄지 않는다.
- 컴퓨터화된 부정맥 모니터 체계를 사용하고 있다면 다른 변수에 알람제한을 설정한다.

### 기록

- 리듬기록지(rhythm strip)마다 모니터링 lead를 기록한다.
- 매 근무 조마다 그리고 어떤 중요한 리듬변화가 있을 때는 심박동수, PR간격, QRS너비, QT간격을 기록한다.
- 중요한 리듬 변화가 있을 때마다 리듬기록지을 기록한다.
  - 빈맥의 시작과 종료
  - 증상이 있는 서맥과 빈맥
  - 심방 조동 또는 심방 세동으로의 전환
  - 즉각적인 처치를 필요로 하는 모든 부정맥
- 리듬기록지를 페이지에 편평하게 붙여 보관한다.
(기록지를 차트에 접거나 감는 것을 피한다).

## 3.10 Evidence-Based Practice: Bedside Cardiac Monitoring for Arrhythmia Detection (근거 기반 실무: 부정맥 발견을 위한 침상 심장 모니터) - 계속

**모니터 적용 환자의 수송**

- 진단적 또는 치료적인 과정을 위해 환자이송 시 모니터를 할 수 없다면 배터리가 작동하는 휴대용 제세동기를 이용하여 심장 모니터를 지속한다.
- 모니터 적용환자의 이송은 EKG 해석과 제세동이 훈련된 건강관리 제공자에 의해서 수행되어야 한다.

## 3.11 • Evidence-Based Practice: ST-Segment Monitoring

근거 기반 실무: ST 분절 모니터

### 환자 선택

**Class I**: 다음과 같은 환자를 위해서는 ST 분절 모니터가 요구된다.

- 급성 관상동맥 증후군의 초기 환자(불안정형 협심증, 심근경색 의심, ST 상승 심근경색, ST 비상승 심근경색)
- 흉통이나 협심증과 동등한 증상의 응급실 환자
- 차선의 혈관 조영술의 결과를 가진 비 긴급 경피적 관상 동맥 중재술을 경험한 환자
- 관상 동맥 경련 때문에 변형성 협심증 가능성이 있는 환자.

**Class II**: 어떤 환자에서는 ST분절 모니터가 이롭지만 반드시 고려되진 않는다.

- 급성심근경색 24~48시간이 경과한 환자
- 합병증 없이 예정된 경피적 관상동맥중재술을 경험한 환자
- 심장 또는 비심장적 수술 후 심장허혈의 고위험군 환자
- 선천적 또는 후천적 상태 때문에 심장허혈과 경색의 위험이 있는 소아환자

### 전극 적용

- Lead를 적용하기 전에 피부가 깨끗하고 건조한지 확인한다.
- 파생된 12 lead 심전도 체계를 사용할 때 제조업자 권고에 따라 전극을 위치한다.
- 3 또는 5 lead 심전도 체계를 이용할 때는 다음과 같이 전극을 위치한다.
  - 어깨에 가까운 쇄골 아래 또는 가능하면 팔 이음 몸통에 가장 가까운 어깨 위나 등쪽에 팔 전극을 위치한다.
  - 늑골 가장 아래 부분이나 둔부에 다리 전극을 위치한다.
  - $V_1$은 우측 흉골과 4번째 늑골간이 만나는 지점에 위치한다.
  - $V_6$는 좌측 중앙 액와선과 5번째 늑골간이 만나는 지점에 위치한다.
  - 지울 수 없는 잉크로 전극의 위치를 표시한다.
  - 48시간마다 전극을 교환하거나 피부 과민증이 발생하면 좀 더 자주 교환한다.

### Lead 선택

- 12 lead 모니터 체계를 사용하고 있다면 지속적으로 12 leads 심전도를 모니터한다.
- 부정맥 모니터를 위해서 $V_1$을 사용한다.
  ($V_1$이 의상이나 기타문제로 사용 불가능하다면 $V_6$를 사용한다.)
- 가능하다면 허혈적 사건 동안에 얻어진 환자의 허혈성 지문에 따라 ST분절 모니터 load를 선택하고 가장 큰 ST분절의 일탈 즉 상승과 저하가 있는 lead를 사용한다.
- 만약에 허혈성 지문을 이용할 수 없다면 ST분절 모니터링을 위해 lead 3나 aVF를 사용한다.
- $V_3$는 전벽 ST분절의 일탈을 발견하기 위해서는 최선의 lead이나 $V_1$에서는 부정맥 모니터를 위해 사용할 수 없다.

### 알람 제한

- 앙와위 자세에서 환자의 베이스라인의 ST 수준을 확인한다.
- 고위험 허혈성 환자에서 환자의 베이스라인 ST 수준을 위, 아래 1mm ST 알람 변수를 설정한다.
- 좀 더 안정된 환자에서는 환자의 베이스라인 ST 수준을 위, 아래 2mm로 ST 알람 변수를 설정한다.

## 3.12 Cardiac Rhythms, ECG Characteristics, and Treatment Guide

심장의 리듬, 심전도 특성 그리고 치료 안내서

| 리듬 | 심전도 특성 | 치료 |
| --- | --- | --- |
| 정상동성리듬 | • 심박동수: 60~100회/분<br>• 리듬: 규칙적<br>• P파: (매 QRS군 앞에 선행) 변함없는 모양<br>• PR 간격: 0.12~0.20초<br>• QRS군: 0.04초~0.10초 | 필요없다. |

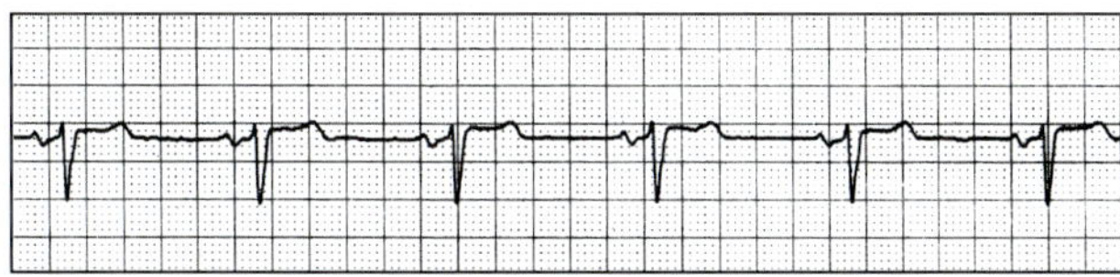

## 3.12 Cardiac Rhythms, ECG Characteristics, and Treatment Guide(심장의 리듬, 심전도 특성 그리고 치료 안내서) - 계속

| 리듬 | 심전도 특성 | 치료 |
| --- | --- | --- |
| 동성 서맥 | • 심박동수: 60회/분 이하<br>• 리듬: 규칙적<br>• P파: (매 QRS군 앞에 선행) 변함없는 모양<br>• PR 간격: 보통 정상(0.12~0.20초)<br>• QRS군: 보통 정상(0.04~0.10초)<br>• 전도: 심방, 방실 결절, 속각지, 그리고 심실을 통한 정상적인 전도 | • 증상이 있으면 치료한다.<br>• Atropine 0.5 mg을 정맥 주사한다. |

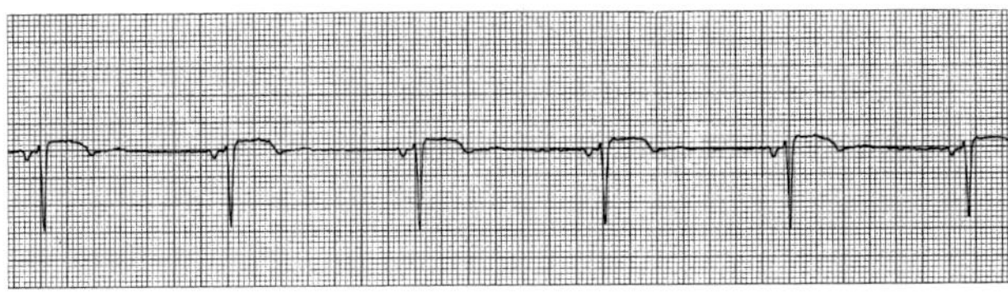

## 3.12 • Cardiac Rhythms, ECG Characteristics, and Treatment Guide(심장의 리듬, 심전도 특성 그리고 치료 안내서) - 계속

| 리듬 | 심전도 특성 | 치료 |
|---|---|---|
| 동성 빈맥 | • 심박동수: 100회/분 이상<br>• 리듬: 규칙적<br>• P파: (매 QRS군 앞에 선행) 변함없는 모양<br>• PR 간격: 보통 정상(0.12~0.20초)<br>P파가 T파에 묻히면 측정하기가 어려울 수 있다.<br>• QRS군: 보통 정상(0.04~0.10초)<br>• 전도: 심방, 방실결절, 각, 그리고 심실을 통한 정상적인 전도 | · 잠재적 원인을 치료한다. |

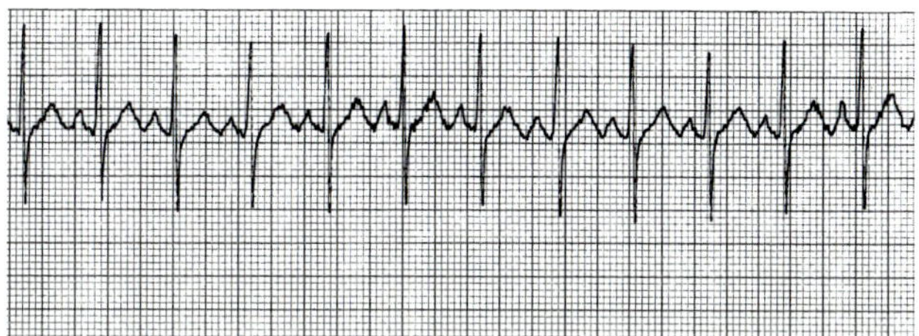

| 리듬 | 심전도 특성 | 치료 |
|---|---|---|
| 동성 부정맥 | • 심박동수: 60~100회/분<br>• 리듬: 불규칙적<br>호흡과 관련이 있을 수도 없을 수도 있으며 심박동수 증가 및 감소를 보인다.<br>• P파: (매 QRS군 앞에 선행) 변함없는 모양<br>• PR 간격: 보통 정상<br>• QRS군: 보통 정상<br>• 전도: 심방, 방실 결절, 각, 그리고 심실을 통한 정상적인 전도 | • 보통 치료가 요구되지 않는다.<br>• 디곡신 독성이 원인이라면 디곡신을 중단한다. |

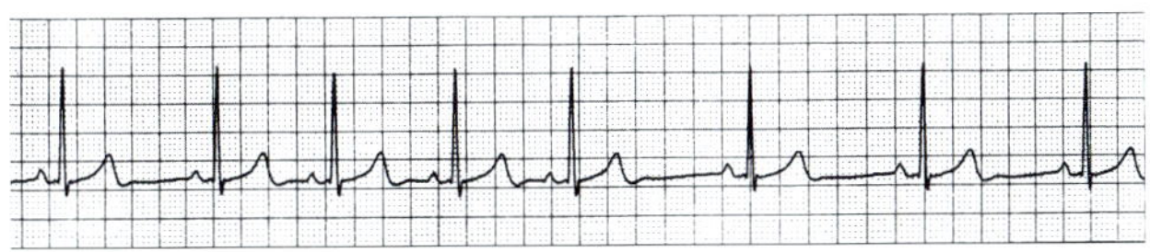

## 3.12 • Cardiac Rhythms, ECG Characteristics, and Treatment Guide(심장의 리듬, 심전도 특성 그리고 치료 안내서) - 계속

| 리듬 | 심전도 특성 | 치료 |
|---|---|---|
| 동성 정지 | • 심박동수: 보통은 정상이거나 서맥의 범위에 있을 수 있다.<br>• 리듬: 동방결절 방전의 부재로 불규칙적이다.<br>• P파: 동방결절에서 전기적 자극이 있으면 P파가 존재하고 동방결절의 정지 기간 동안에는 P파가 부재한다.<br>: P파가 존재 할 때는 매 QRS군 앞에 선행하고, 변함없는 모양을 보인다.<br>• PR 간격: P파가 있을 때는 보통 정상이다.<br>• QRS군: 동방결절이 기능을 할 때는 보통은 정상이고 동방결절이 정지 기간에는 부재한다.<br>• 전도: 동방결절의 전기적인 자극이 있다면 심방, 방실 결절, 각, 그리고 심실을 통한 정상적인 전도를 한다.<br>동방 결절에서의 자극이 실패할 때는 심방을 통한 전도는 이루어지지 않는다. | • 잠재적 원인을 치료한다.<br>• 원인이 되는 약물을 중단한다.<br>• 미주신경 자극을 최소화한다.<br>• 혈류역학적 타협을 일으키는 잦은 동성 정지를 위해서 atropine 0.5mg의 정맥주사는 심박동수를 증가시킨다. |

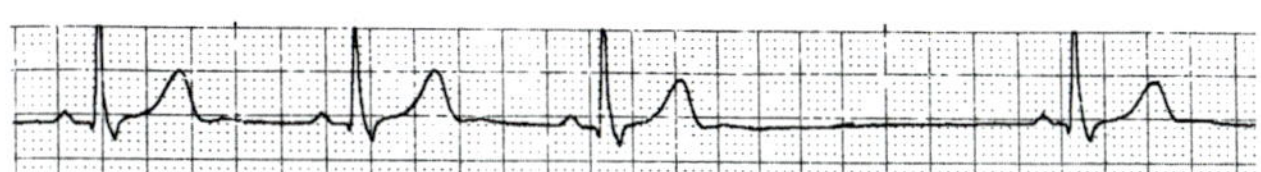

| 리듬 | 심전도 특성 | 치료 |
|---|---|---|
| 조기 심방 수축 | •심박동수: 보통은 정상 범위 안에 있다.<br>•리듬: 조기 심방수축이 발생할 때를 제외하고 보통은 규칙적이다. 조기 심방수축은 보통 비보상성 일시 중지를 갖는다.<br>•P파: (매 QRS군 앞에 선행) 조기 P파의 모양은 동성 P파의 것과 다르다.<br>•PR 간격: 맥박의 조기 수축에 따라 정상이거나 길어진다. 매우 빠른 조기심방 수축은 AV junction이 부분적으로 불응기일 때 끼지는 찾을 수 있고 길어진 PR간격에서는 정상 심박동수로 전도할 수는 없다.<br>•QRS군: 조기수축에 따라 정상이거나 정도를 벗어나거나 부재한다.<br>•전도: 조기심방 수축은 다른 부위에서 기인되기 때문에 동방결절의 전기자극과는 다르게 심방을 지나간다. 조기심방수축이 매우 일찍 발생할지라도 방실 결절, 각 그리고 심실을 통한 심장의 전도는 보통 정상이다. | •보통 치료가 요구되지 않는다.<br>•잠재적 원인을 치료한다.<br>•필요에 따라 β-차단제, 칼슘채널차단제, procainamide 등의 약물을 사용할 수 있다. |

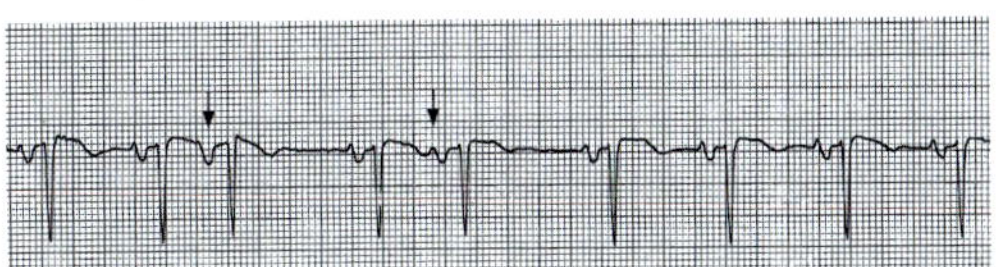

PACs conducted normally in the ventricle.

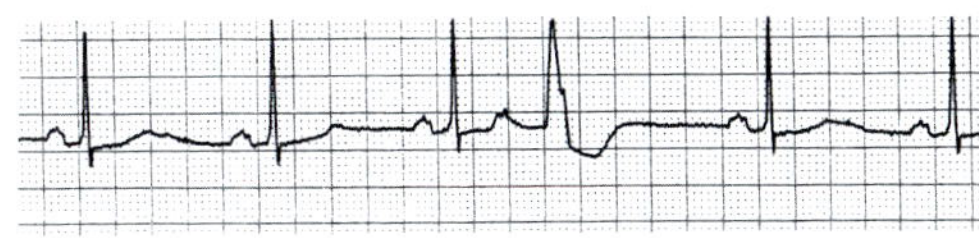

PACs conducted abnormally in the ventricle.

## 3.12 • Cardiac Rhythms, ECG Characteristics, and Treatment Guide(심장의 리듬, 심전도 특성 그리고 치료 안내서) - 계속

| 리듬 | 심전도 특성 | 치료 |
|---|---|---|
| 유주성 심방조율<br>(Wandering atrial pacemaker) | • 박동수 : 60~100회/분. 만약 100회/분보다 빠르다면 다소성심방빈맥(multifocal atrial tachycardia, MAT)이라고 한다.<br>• 리듬 : 다소 불규칙함<br>• P파 : 심방이나 방실접합부에서 시작하는 위치에 따라 모양이 다양하다(상향파(upright), 편평파(flat), 하향파(inverted), 절흔파(nothced)). 적어도 3가지 다른 P파 모양이 보여야 한다.<br>• PR간격 : 조율위치와 방실결절의 거리에 따라 다양하다.<br>• QRS군 : 정상이다.<br>• 전도 : 심방의 전도는 탈분극 되는 부분에 따라 다양하다. 각(bundle branch)과 심실의 전도는 보통 정상이다. | • 보통 치료가 필요하지 않다.<br>• 기저 원인을 치료한다.<br>• 서맥으로 인한 증상이 있으면 atropine을 사용한다.<br>• 항부정맥 치료는 보통 효과적이지 않지만, β-차단제, verapamil, flecainide, amiodarone 또는 magnesium은 효과적일 수도 있다. |

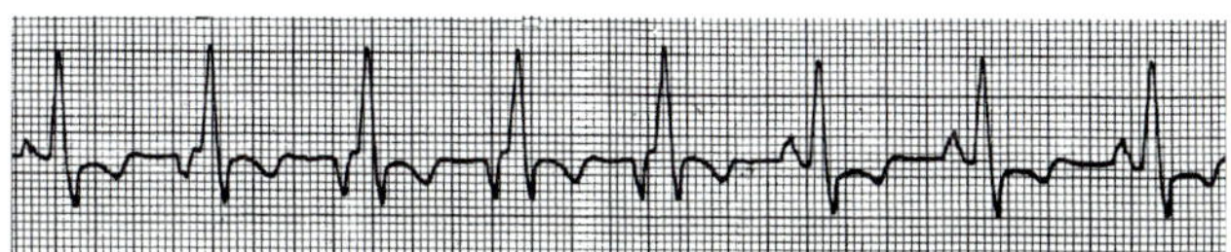

| 리듬 | 심전도 특성 | 치료 |
|---|---|---|
| 심방빈맥<br>(Atrial tachycardia) | •박동수 : 심방 맥박수는 120~250회/분<br>•리듬 : AV node의 가변적인 차단이 있지 않다면 규칙적이다.<br>•P파 : 동성 P파와 모양이 다르다. 각 QRS군에 선행하지만 T파 앞에 숨어있을 수도 있다. 차단이 있을 때, 하나 이상의 P파가 QRS군 전에 나타난다.<br>•PR간격 : 정상보다 짧을 수 있지만, 대부분 숨어 있는 P파 때문에 측정이 어렵다.<br>•QRS군 : 보통 정상이지만 이상 전도가 있으면 넓어질 수도 있다.<br>•전도 : AV node와 심실의 전도는 정상이다. 심방자극의 차단이 있는 심방빈맥의 경우 심실로 전도되지 않는다. 심실이 상대적 불응기에 있을때 심방자극이 심실로 전도되면 이상 심실 전도가 나타날 수 있다. | •기저원인을 없애고 심실박동수를 감소시킨다.<br>•진정<br>•부교감 신경 자극<br>•강심제(차단을 동반한 심방빈맥의 원인이 아닐 경우)<br>•Propranolol, verapamil, diltiazem은 심실박동수를 감소시킬 수 있다.<br>•Procainamide, flecainide, amiodarone은 재발을 예방하는데 효과가 있을 수 있다.<br>•고주파소작법(radiofrequency ablation)은 종종 성공적이다. |

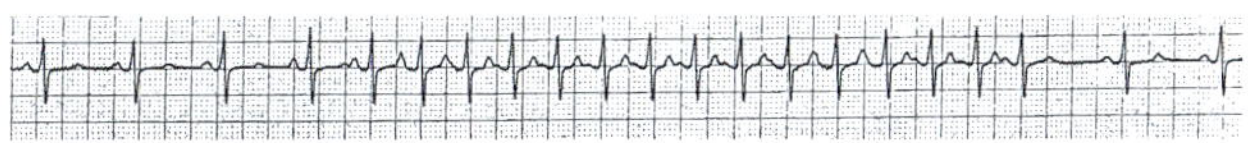

## 3.12 • Cardiac Rhythms, ECG Characteristics, and Treatment Guide(심장의 리듬, 심전도 특성 그리고 치료 안내서) - 계속

| 리듬 | 심전도 특성 | 치료 |
| --- | --- | --- |
| 심방조동<br>(Atrial flutter) | • 박동수 : 심방박동수는 250에서 350회/분으로 다양하고, 보통 300회/분이다. 심실박동수는 AV node에서 차단되는 정도에 따라 다양하다.<br>• 리듬 : 심방리듬은 규칙적이다. 심실리듬은 규칙적일 수도 있고, 방실차단에 의해 불규칙적일 수도 있다.<br>• P파 : 매우 규칙적이고 톱니모양으로 특징되는 F파(조동파)가 관찰된다. 하나의 F파는 QRS군에 숨어 있고, 2:1 전도가 일어날 때 F파는 쉽게 알아볼 수 없다.<br>• FR간격(조동파부터 QRS군의 시작까지) : 일정하거나 다양하다.<br>• QRS군 : 정상이다; 이상파가 나타날 수 있다.<br>• 전도 : AV node와 심실의 전도는 정상이다. | • 치료는 부정맥의 혈역학적 결과에 따른다.<br>• 현저하게 감소된 심박출량을 위해 심장율동전환(cardioversion)이 선호된다.<br>• β-차단제, 칼슘채널차단제가 심실박동수를 낮추기 위해 사용된다.<br>• Procainamide, flecainide, amiodarone, ibutilide, doftilide, sotalol이 동성리듬으로 전환시킬 수 있다.<br>• 심방박동수를 낮추는 약(procainamide, flecainide, propafenone)은 방실차단을 유발하는 치료(예: β-차단제, 칼슘채널차단제) 이후에만 사용한다.<br>• 고주파소작법(radiofrequency ablation)이 종종 성공적이다. |

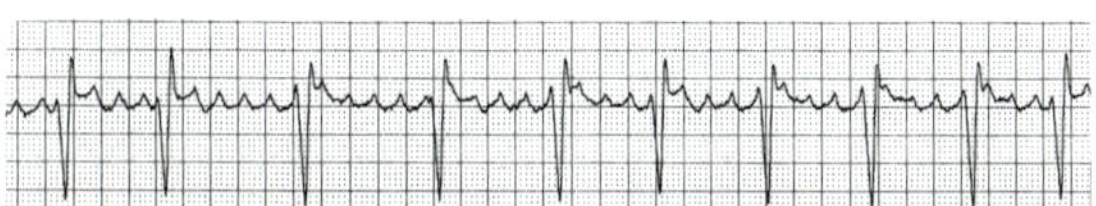

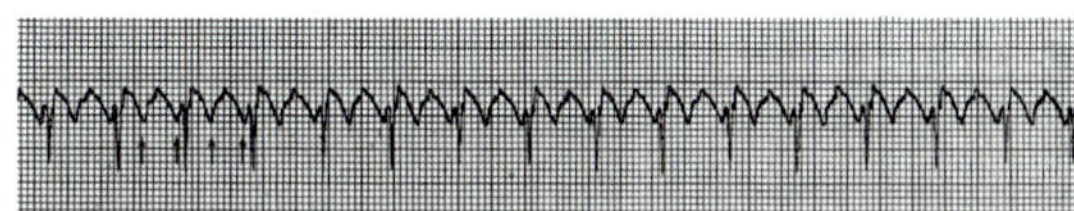

## 3.12 Cardiac Rhythms, ECG Characteristics, and Treatment Guide(심장의 리듬, 심전도 특성 그리고 치료 안내서) - 계속

| 리듬 | 심전도 특성 | 치료 |
|---|---|---|
| 심방세동<br>(Atrial fibrillation) | • 박동수 : 심방박동수는 400~600회/분이거나 더 빠르다. 심실박동수는 AV node가 차단되는 정도에 따라 다양하다. 심방세동이 새롭게 나타나면 심실은 대부분 빠르게 반응하여 160~200회/분으로 나타나며, 심방세동이 치료되면 심실박동수는 60~100회/분의 정상범위로 조절된다.<br>• 리듬 : 불규칙적이다. 심방세동의 특징적인 모습 중 하나는 심실의 반응이 뚜렷하게 불규칙직인 깃이디.<br>• P파 : 나타나지 않는다. 심방의 활동은 눈으로 확인 가능한 심방 자극 없이 혼돈스럽다. 불규칙적인 F파가 종종 보이며 크기가 거친(coarse) 것에서부터 가는(fine) 것까지 다양하다.<br>• PR간격 : P파가 없으므로 측정할 수 없다.<br>• QRS군 : 보통 정상이나 이상파도 흔하다.<br>• 전도 : 심방 내의 전도는 혼돈스러우며 매우 불규칙한 패턴을 보인다. 심방 자극의 대부분은 AV node에서 차단된다. 방실접합부를 통과하여 전도되는 자극은 대부분은 정상적으로 심실로 전도된다. 만약 심방의 자극이 불응기 동안 bundle branch로 전도되면, 심실내의 이상 전도가 발생할 수 있다. | • 기저원인을 제거한다.<br>• 혈역학적으로 불안정하면 심장율동전환(cardioversion)을 시행한다.<br>• 칼슘채널차단제와 β-차단제는 심실박동수를 낮춘다. procainamide, disopyramid, flecainidc, propafcnono, amiodarone, sotalol, ibutilide, dofetilide는 동성리듬으로 전환시키기 위해 사용한다.<br>• 고주파소작법이 성공적일 수 있다. |

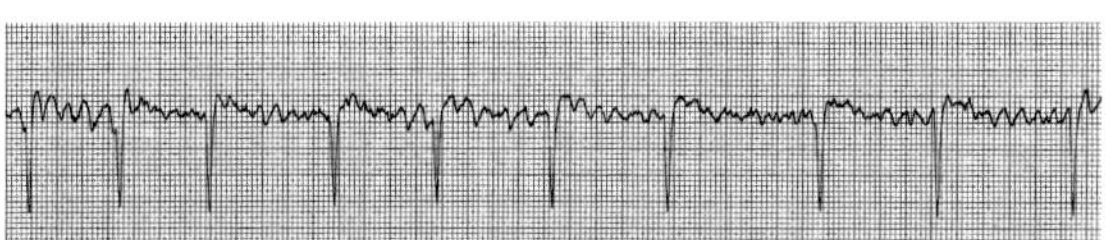

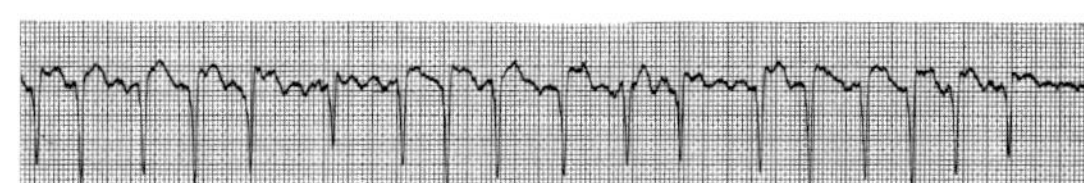

## 3.12 Cardiac Rhythms, ECG Characteristics, and Treatment Guide(심장의 리듬, 심전도 특성 그리고 치료 안내서) - 계속

| 리듬 | 심전도 특성 | 치료 |
|---|---|---|
| 조기 방실접합군<br>(Premature junctional complexes) | • 박동수 : 60~100회/분 또는 기본 리듬의 박동수를 가진다.<br>• 리듬 : 조기박동이 일어나는 경우를 제외하고 규칙적이다.<br>• P파 : 조기박동 QRS군 전후 또는 중간에 나타날 수 있으며 대부분 역전되어 있다.<br>• PR간격 : P파가 QRS군 전에 나타나면 보통 0.10초 이하로 짧다.<br>• QRS군 : 대부분 정상이지만 PJC가 매우 조기에 발생하여 bundle branch의 불응기 동안 심실로 전도되면 이상파가 나타날 수 있다.<br>• 전도 : 심방으로 역행한다. 심실로의 전도는 대개 정상이다. | • 대개 치료가 필요하지 않다. |

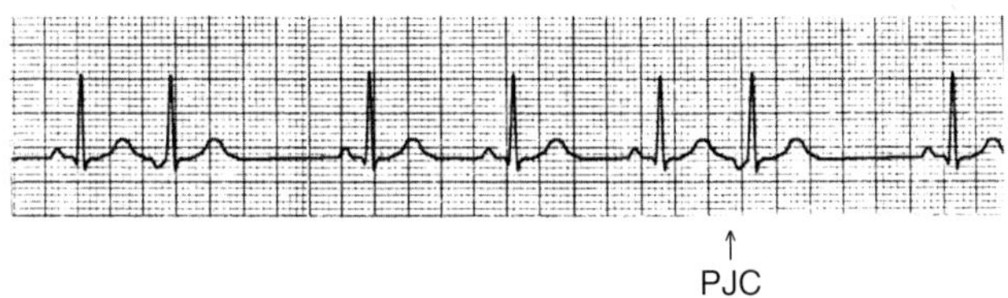

| 리듬 | 심전도 특성 | 치료 |
|---|---|---|
| 방실접합부리듬<br>(Junctional rhythm) | • 박동수 : 방실접합부리듬은 40~60회/분, 가속된 방실접합부리듬은 60~100회/분, 방실접합부 빈맥은 100~250회/분이다.<br>• 리듬 : 규칙적이다.<br>• P파 : QRS 전이나 후에 나타난다.<br>• PR간격 : P파가 QRS군 전에 나타난다면 0.11초 또는 그보다 짧다.<br>• QRS군 : 대개 정상이다.<br>• 전도 : 심방으로 역행한다. 심실로의 전도는 정상이다. | • 적절한 심박출량을 유지할 수 없을 정도로 심박동수가 너무 느리거나 너무 빠르지 않다면 치료는 거의 필요하지 않다.<br>• Atropine은 심박동수를 올리기 위해 사용된다.<br>• Verapamil, propranolol 또는 β-차단제는 심박동수를 낮출 수 있다.<br>• 만약 강심제 독성이 예상된다면 강심제는 중단한다. |

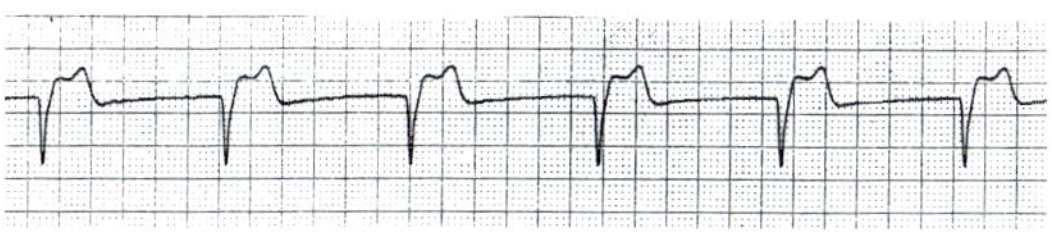

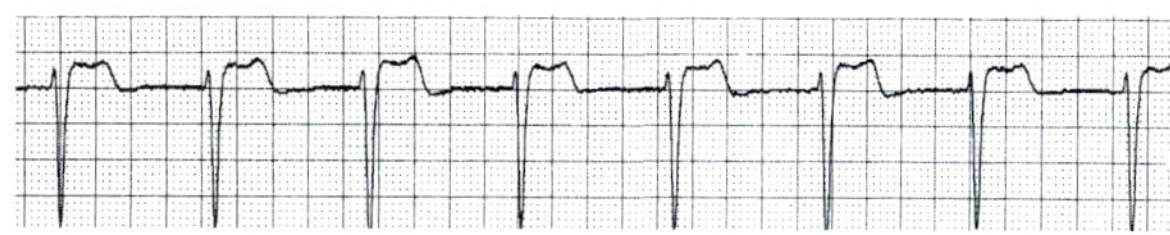

**3.12** • Cardiac Rhythms, ECG Characteristics, and Treatment Guide(심장의 리듬, 심전도 특성 그리고 치료 안내서) - 계속

| 리듬 | 심전도 특성 | 치료 |
|---|---|---|
| 조기 심실군<br>(Premature venticular complexes) | • 박동수 : 60~100회/분 또는 기본 리듬의 박동수를 가진다.<br>• 리듬 : 조기박동 때문에 불규칙하다.<br>• P파 : PVC와 연관이 없다. 동성리듬은 조기박동에 영향을 받지 않으므로 동성 P파는 리듬동안 규칙적으로 나타나는 것을 볼 수 있다.<br>• PR간격 : 대부분 PVC 전에 나타나지 않는다. 만약 우연히 P파가 PVC전에 나타나면 PR간격은 짧다.<br>• QRS군 : 넓고 특이하며 0.10초 이상이다. 만약 심실의 다양한 곳에서 시작되면, 형태(크기와 모양)는 다양할 수 있다.<br>• 전도 : QRS군이 넓다. 몇몇 PVC는 심방으로 역행하여 전도될 수 있으며, 이때 PVC 뒤에 역전 P파가 나타난다. | • 기저원인을 제거한다.<br>• 약물치료는 보통 사용되지 않지만, 만약 필요하다면 lidocaine, amiodarone, procainamide, β-차단제가 효과가 있을 수 있다. |

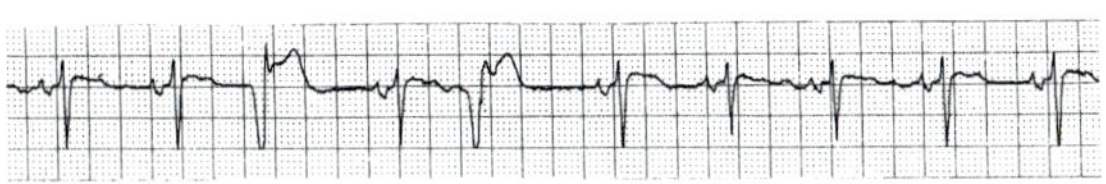

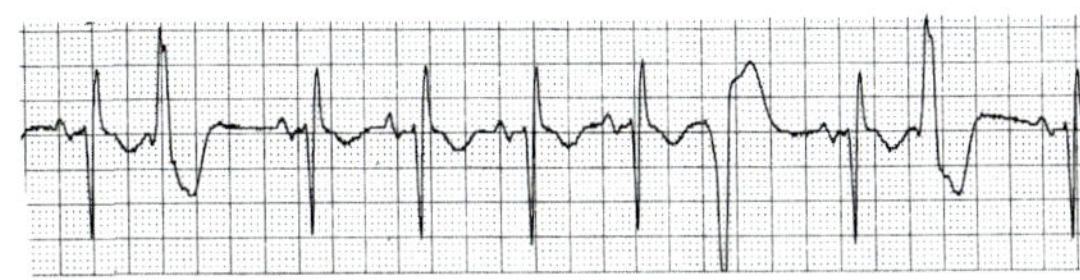

| 리듬 | 심전도 특성 | 치료 |
|---|---|---|
| 심실리듬<br>(Ventricular rhythm) | • 박동수 : 심실리듬은 50회/분 이하이며 가속된 심실리듬은 50~100회/분이다.<br>• 리듬 : 대개 규칙적이다.<br>• P파 : QRS군과 연관성 없는 P파가 보일 수도 있다.<br>• PR간격 : 측정할 수 없다.<br>• QRS군 : 넓고 특이하다.<br>• 전도 : 만약 동성리듬이 기본이라면, 심방전도는 정상이다. 심실에서 기시되는 자극은 근육 세포에서 세포로 전도되며 결과적으로 넓은 QRS군이 나타난다. | • 심실 이탈 리듬에서 동성 심박동수를 증가시키고, 심실리듬을 증속시키기 위해 atropine이 사용된다.<br>• 만약 이탈리듬이 너무 느리다면 심실 박동수를 증가시키기 위해 심실조율(ventricular pacing)을 사용한다 |

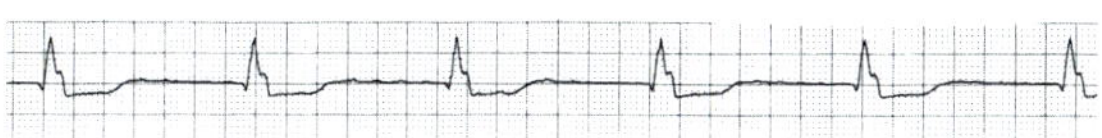

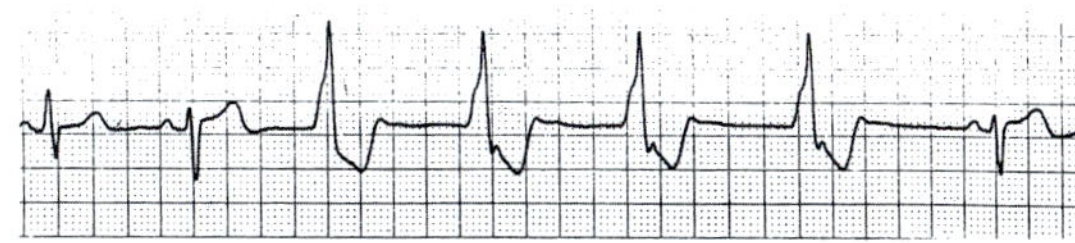

## 3.12 • Cardiac Rhythms, ECG Characteristics, and Treatment Guide(심장의 리듬, 심전도 특성 그리고 치료 안내서) - 계속

| 리듬 | 심전도 특성 | 치료 |
|---|---|---|
| 심실빈맥<br>(Ventricular tachycardia) | • 박동수 : 심실박동수는 100회/분보다 빠르다.<br>• 리듬 : 대개 규칙적이지만 다소 불규칙할 수도 있다.<br>• P파 : QRS군과 연관성 없는 P파가 보일 수도 있다. 만약 동성리듬이 기본 리듬이라면, 규칙적인 P파가 QRS군 안에 숨어 있다.<br>• PR간격 : P파와 QRS군은 연관이 없기 때문에 측정할 수 없다.<br>• QRS군 : 넓고 특이하며 0.1초 이상이다.<br>• 전도 : 하나의 심실에서 자극이 시작되어 근육 세포에서 세포로 전도를 통해 양쪽 심실로 퍼져나간다. 전도가 심방으로 역행할 수 있지만, 대부분 동결절(sinus node)에서 규칙적으로 자극이 일어나고 심방은 정상적으로 탈분극된다. | • 얼마나 견딜 수 있는(be tolerated) 리듬인지에 따라 치료한다.<br>• 환자가 안정적이라면 lidocaine, amiodarone 또는 magnesium을 투약한다.<br>• 혈역학적으로 불안정하다면 심율동전환(cardioversion)을 시행한다.<br>• 맥박이 없는 심실빈맥(pulseless VT)이라면 제세동(defibrillation)을 시행한다. |

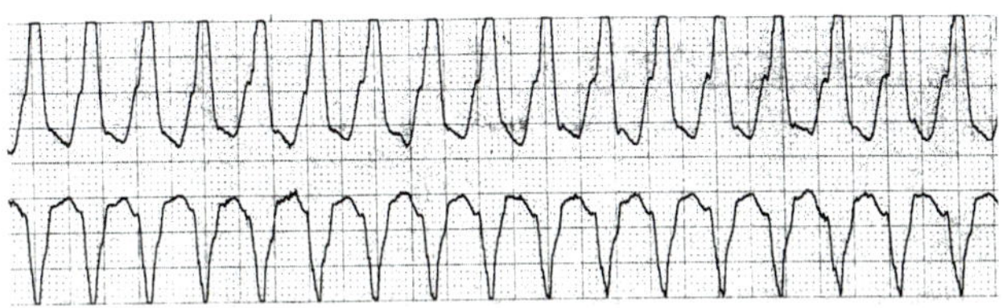

| 리듬 | 심전도 특성 | 치료 |
|---|---|---|
| 심실세동<br>(Ventricular fibrillation) | • 박동수 : 빠르고, 통제되지 않으며, 비효과적이다.<br>• 리듬 : 불규칙하며 혼돈스럽다.<br>• P파 : 관찰되지 않는다.<br>• PR간격 : 없다.<br>• QRS군 : 형태가 있는 QRS군은 없다. 빠르고, 특정한 패턴 없이 불규칙한 기복이 있다.<br>• 전도 : 다발성 이소성 병소(multiple ectopic foci)는 심실을 자극하고 불규칙하게 탈분극시키며, 어떤 조직화된 패턴도 보이지 않는다. 심실은 수축하지 않는다. | • 즉시 제세동(defibrillation)을 시행한다.<br>• 제세동이 가능할때까지 CPR이 필요하다.<br>• 흔히 amiodarone, lidocaine, magnesium이 사용된다.<br>• 제세동이 된 후에는 재발을 막을 수 있는 항부정맥제를 정맥으로 투약한다. |

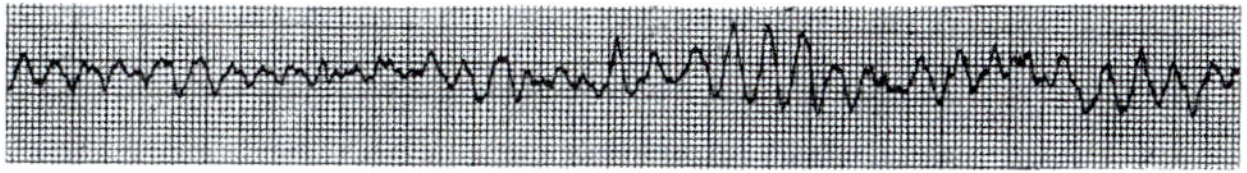

**3.12** • Cardiac Rhythms, ECG Characteristics, and Treatment Guide(심장의 리듬, 심전도 특성 그리고 치료 안내서) - 계속

| 리듬 | 심전도 특성 | 치료 |
|---|---|---|
| 심실 무수축<br>(Ventricular asystole) | •박동수 : 없다.<br>•리듬 : 없다.<br>•P파 : 만약 동결절이 기능을 한다면 보일 수도 있다.<br>•PR간격 : 없다.<br>•QRS군 : 없다.<br>•전도 : 동결절이 기능을 한다면 심방전도는 정상일 수 있다. 심실로의 전도는 없다. | •CRP을 즉시 시행한다.<br>•Epinephrine을 정맥으로 투약한다.<br>•원인을 규명하고 치료한다. |

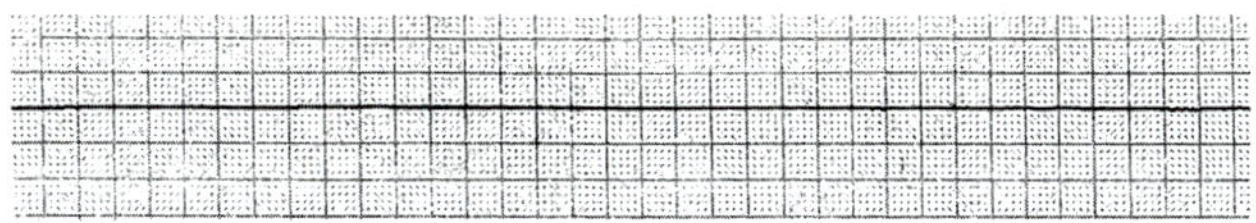

| 리듬 | 심전도 특성 | 치료 |
|---|---|---|
| 1도 방실 차단<br>(First degree AV block) | • 박동수 : 어느 동성 박동수에도 발생 가능. 보통 60~100회/분<br>• 리듬 : 규칙적<br>• P파 : 정상: 매 QRS파에 선행한다.<br>• PR간격 : 0.2초 이상으로 연장<br>• QRS군 : 보통 정상<br>• 전도 : 심방에서는 정상 전도되고, 보통 AV node에서 지연된다. 심실전도는 정상이다. | • 치료는 보통 필요하지 않다. |

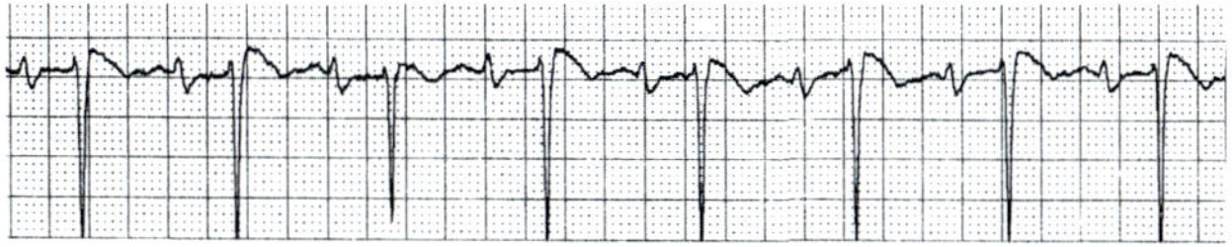

## 3.12 Cardiac Rhythms, ECG Characteristics, and Treatment Guide(심장의 리듬, 심전도 특성 그리고 치료 안내서) - 계속

| 리듬 | 심전도 특성 | 치료 |
|---|---|---|
| 2도 방실차단 1형<br>(Wenckebach:Mobitz Ⅰ) | •박동수 : 동성이나 심방 박동수에서 가능<br>•리듬 : 불규칙. 전반적으로 'group beating'으로 보인다.<br>•P파 : 정상. 일부 P파는 심실로 전도되지 않으며, 단 한 번에 하나씩 심실로 전도되지 않는다.<br>•PR간격 : 서서히 연장된다. 전도 차단 직전의 PR간격은 직후의 간격보다 길다.<br>•QRS군 : 각차단이 동반되지 않는 한 보통 정상이다.<br>•전도 : 심방에서는 정상 전도되나 AV node를 통한 전도가 서서히 지연되어 방실 차단이 생긴다. 전도 비율은 2:1부터 15:14까지 다양하다. | •치료는 전도비율, 심실 박동수와 증상에 따른다.<br>•심실 박동수가 느릴 경우 atropine을 사용한다.<br>•심실 박동수가 정상이면 치료를 하지 않는다.<br>•Digitalis, β-차단제, 칼슘채널차단제는 중단한다.<br>•심실 박동수가 느릴 경우 일시적 심박조율기를 사용할 수 있다. |

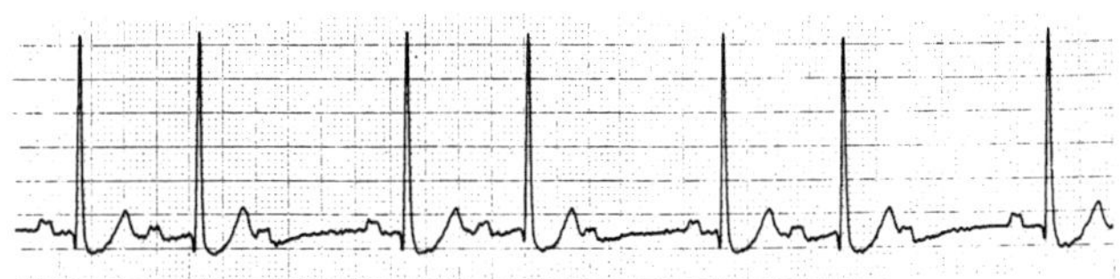

| 리듬 | 심전도 특성 | 치료 |
|---|---|---|
| 2도 방실차단 2형<br>(Mobitz II) | • 박동수 : 어떤 박동수에도 가능<br>• 리듬 : 차단된 맥박 때문에 불규칙<br>• P파 : 보통 규칙적이고 매 QRS군에 선행하나, QRS군이 P파 이후에 나오지 않는다.<br>• PR간격 : 차단된 맥박전까지는 일정하다. 전도 차단 직전의 PR간격은 직후의 PR간격과 같다.<br>• QRS군 : 각차단이 동반되어 있기 때문에 보통 넓다.<br>• 전도 : 심방과 AV node에서는 정상이나 간헐적으로 각차단이 있어 심실로의 전도가 차단된다. 각차단으로 인해 심실내에서의 전도는 비정상적으로 느리다. 전도 비율은 2:1부터 우연히 한번씩 차단되는 것까지 다양할 수 있다. | • 종종 심박조율기가 필요하다.<br>• Atropine은 추천되지 않는다. |

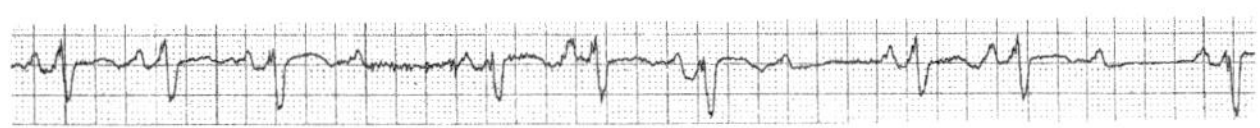

## 3.12 • Cardiac Rhythms, ECG Characteristics, and Treatment Guide(심장의 리듬, 심전도 특성 그리고 치료 안내서) - 계속

| 리듬 | 심전도 특성 | 치료 |
|---|---|---|
| 고도방실차단<br>(High grade AV block) | •박동수 : 심방 박동수 < 135회/분<br>•리듬 : 전도 패턴에 따라서 규칙적 또는 불규칙적.<br>•P파 : 정상 : 매 전도된 QRS군 전에 나타난다. QRS군 후에 2개 이상의 연속된 P파가 나타나지 않을 수 있다.<br>•PR간격 : 전도된 맥박 전에 일정하다. ; 정상이거나 지연될 수 있다.<br>•QRS군 : I형에서는 보통 정상이며, II형에서는 넓다.<br>•전도 : 심방내에서 정상. 2개 이상의 연속된 심방충동이 심실로 전도되지 못한다. I형에서 심실전도는 정상이나, II형에서는 비정상적으로 느리다. | •환자가 증상이 있으면 치료가 필요하다.<br>•Atropine은 심실박동수를 증가시킬 수 있다.<br>•종종 심박조율기가 필요하다. |

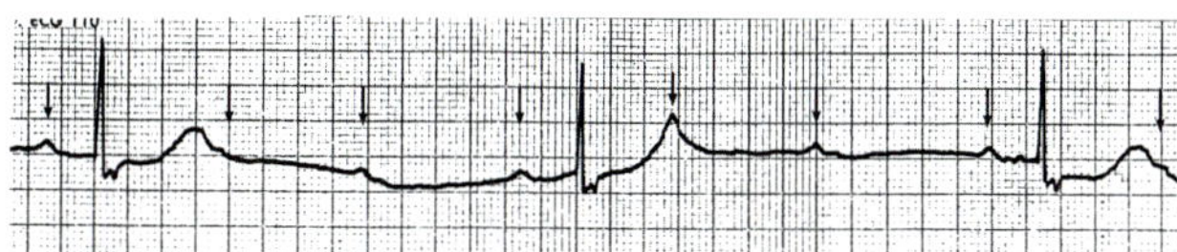

| 리듬 | 심전도 특성 | 치료 |
|---|---|---|
| 3도 방실 차단<br>(Third degree AV block; complete) | • 박동수 : 심방 박동수는 보통 정상. 심실 박동수는 45회/분 미만<br>• 리듬 : 규칙적<br>• P파 : 정상이나 QRS군과 연관이 없다.<br>• PR간격 : P파와 QRS군간에 연관이 없기 때문에 일정한 PR간격이 없다.<br>• QRS군 : 심실이 접합부 리듬에 의해 통제된다면 QRS군은 정상이다. 심실 리듬에 의해 통제된다면 QRS군은 넓다.<br>• 전도 : 심방 내에서 정상. 모든 충동은 AV node나 각에서 차단되므로 심실로 전도되지 않는다. 접합부 이탈리듬이 발생하면 심실 전도는 정상이며, 심실 이탈리듬이 발생하면 심실전도는 비정상적으로 느리다. | • 심박조율기<br>• Atropine은 보통 비효과적이다.<br>• 심박출량이 심각하게 저하되면 심박조율기가 가능할 때까지 심폐소생술을 시행한다. |

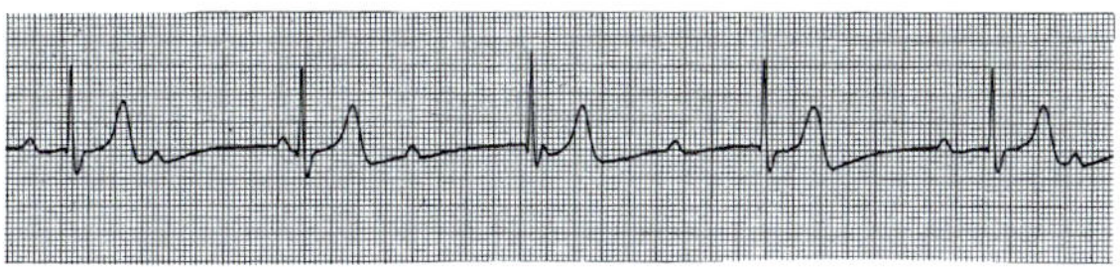
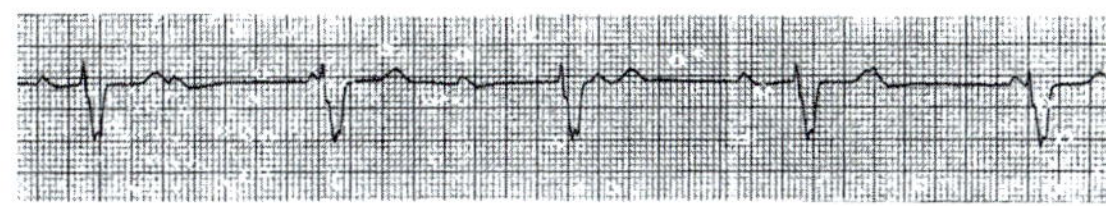

## 3.12 • Cardiac Rhythms, ECG Characteristics, and Treatment Guide(심장의 리듬, 심전도 특성 그리고 치료 안내서) - 계속

| 리듬 | 심전도 특성 | 치료 |
|---|---|---|
| 포착(capture)이 있는 심실조율리듬 | • 박동수 : 심박조율기 유형에 따름<br>• 리듬 : 규칙적<br>• P파 : 없거나, QRS군과 상관없이 존재<br>• PR간격 : 없음<br>• QRS군 : 심박조율기 스파이크 직후에 넓고 이상한 모양의 QRS군이 나옴 | • 없음 |

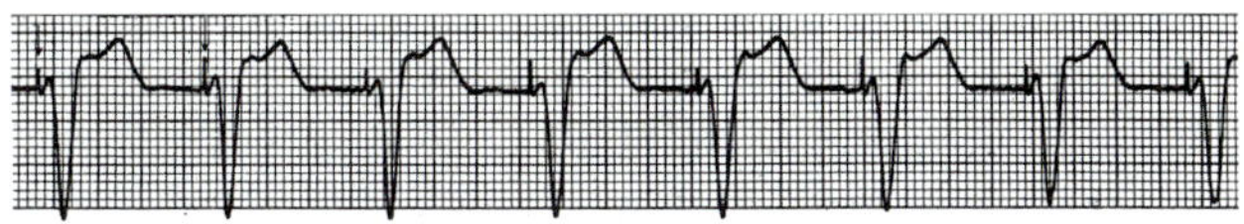

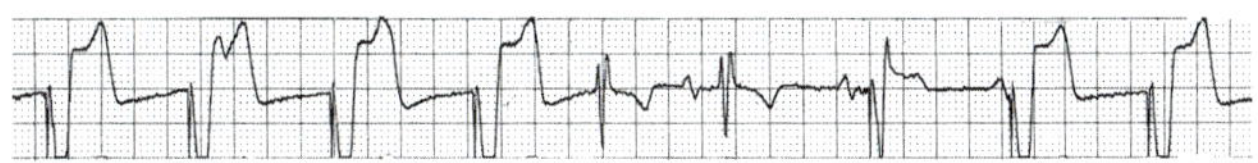

| 리듬 | 심전도 특성 | 치료 |
|---|---|---|
| 포착(capture)이 없는 심실조율리듬 | • 전도 : 비정상<br>• 심전도 특성은 내적 리듬에 따라 다름<br>• 심박조율기 스파이크는 QRS군과 일정한 관계가 없다. | • 혈역학적으로 안정되어 있으면 심박조율기를 선택적으로 교정/위치시킨다.<br>• 혈역학적으로 불안정하면 3도방실차단에서와 같이 치료한다. |

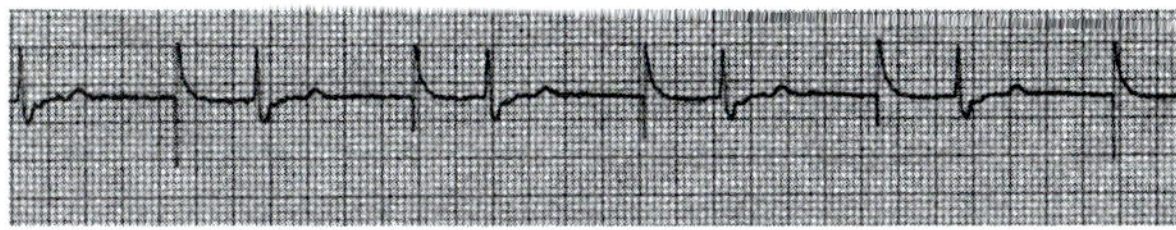

## 3.13 Guidelines for Management of Atrial Fibrillation and Atrial Flutter(Class I Recommendations Only)

심방 세동과 심방 조동 관리에 대한 지침(Class I 권고)

### 심방 세동 시 약물에 의한 심박동수 조절

1. 지속적이거나 영구적인 AF를 나타내는 환자를 위해서는 beta 차단 약물 혹은 비디히드로피리딘(nondihydropyridine) CCB로 심박동수를 조절한다(대부분의 경우)(Level B)
2. 방실 결절 차단 제제를 투여하는 것은 수술 후에 AF가 발생한 환자의 심박동수를 조절하기 위해서 권고된다(Level B)
3. 조기흥분이 없는 경우, 급성기 질병 치료 병원 혹은 운동시에 저혈압 혹은 HF가 있는 환자에게 주의를 하면서 AF에 대해서 심실의 반응을 감소시키기 위해 beta 차단 약물(esmolol, metoprolol, 혹은 propranolol) 혹은 비디히드로피리딘(nondihydropyridine), CCB(verapamil, diltiazem)를 정맥 주사한다(Level B)
4. 부전도로가 없는 AF 혹은 HF 환자에게서 심박동수를 조절하기 위해 digoxin 혹은 amiodarone을 정맥 주사한다(Level B)
5. 구강 투여용 digoxin은 휴식시의 심박동수를 조절하는데 효과가 있고, HF, 좌심실 부전 혹은 앉아서 일하는 대상자에게 적용이 된다(Level C)
6. Amiodaron 정맥 주사는 AF에 대한 빠른 심실의 반응을 감소시키는데 권고되고 또한 급성 심근 경색 환자에서 좌심실 기능을 호전시킨다(Level C)
7. β-차단제와 비디히드로피리딘(nondihydropyridine) CCB의 정맥 주사는 임상적으로 좌심실 기능부전, 기관지 연축, 심방 심실 차단이 없는 급성심근경색 환자에게 있어서 AF에 대해 빠른 심실 반응을 감소시키기 위해 권고된다(Level C)

### 혈전 색전증 예방

1. 항혈전 치료는 AF 외에 다른 질병이 없는 환자 혹은 금기인 경우를 제외하고 AF를 가진 모든 환자에게 권고된다(Level A)
2. 기계 판막을 가지지 않은 경색 위험이 높은 환자(경색의 기왕력, TIA, 전신적인 색전증, 류마티스성 승모판막 협착)를 위해 Vit K 길항제와 함께 장기적인 항혈전제를 금기가 아니라면 INR을 2.0~3.0을 목표로 하는 용량을 구강으로 복용하는 것은 권고된다(Level A)

3. 하나 이상의 중정도 위험 인자(75세 이상, 고혈압, HF, LVEF 35% 이하, 당뇨)를 가진 환자에게 Vit K 길항제와 함께 복용하는 항응고제가 권고된다(Level A)
4. INR은 치료 시작시기에는 적어도 일주일에 한 번은 측정되어야 한다. 그리고 항응고제가 안정적으로 투여되고 있을 때는 한 달에 한 번 측정되어야 한다(Level A)

### 혈전 색전증 예방

5. 위험이 낮은 환자 혹은 항응고제가 금기인 환자가 매일 aspirin 325mg을 복용하는 것은 Vit K 길항제 복용을 대체할 수 있다(Level A)
6. 기계 판막을 가진 환자를 위해, 적어도 INR 2.5를 유지하는 항응고제의 목표 강도는 보철물의 종류에 기반하여야 한다(Level B)
7. 48시간 이상 AF가 지속되는 환자의 경우, 혹은 지속 기간을 모를 경우, 항응고(INR: 2.0~3.0)는 적어도 심장율동전환(전기적 혹은 약물적) 3주 전 혹은 4주 후까지 권고된다(Level B)
8. 48시간 이상 AF가 지속되면서 즉각적인 심장율동전환이 요구되는 환자의 경우, 동시에 heparin(금기가 아니라면)을 aPTT참고치의 1.5~2배 연장될 때까지 bolus 주입 후 지속적으로 정맥투여한다. 구강으로 항응고제를 복용하는 것(INR: 2.0~3.0)은 심장율동전환 후 적어도 4주 후에 시작되어야 한다. 이런 분류에 속하는 환자에게 LMWH의 SQ 투여는 제한적인 자료에 의해 지지된다(Level C)
9. 48시간 미만으로 AF가 지속되고 혈역학적으로 불안정한 환자(협심증, MI, shock, 폐부종)의 경우, 심장율동전환은 항응고제를 미리 투여하기 위해 지체하는 시간 없이 즉각적으로 수행되어야 한다(Level C)

### 심방 세동의 심장율동전환

1. Flecainide, dofetilide, propafenone, ibutilide의 투여는 약물적 심장율동전환으로 권고된다(Level A)
2. 즉각적 전기적(직류) 심장율동전환은 매우 빠른 빈맥 혹은 혈역학적으로 불안정할 경우에 조기 흥분을 포함하여 AF 환자에게 권고된다(Level B)
3. 심장 허혈, 증상이 있는 저혈압, 협심증, HF 환자에게서 빠른 심실 반응이 약물 투여로 신속하게 조절되지 않을 때, 즉각적인 R파 동시성 심장율동전환이 권고된다(Level C)

## 3.13 Guidelines for Management of Atrial Fibrillation and Atrial Flutter(Class I Recommendations Only) (심방 세동과 심방 조동 관리에 대한 지침[Class I 권고]) - 계속

4. 전기적 심장율동전환은 혈역학적으로 안정된 상태를 유지하나 AF의 증상이 나타날 경우 권고된다. 만약 심장율동전환 후에 AF가 조기 재발하면, 반복적인 전기적 심장율동전환은 항부정맥제 투여 후에 시도될 수 있다(Level C)
5. 전기적 심장율동전환은 급성 심근경색과 심각한 혈역학적 불안정, 난치성 허혈, 약물 투여에도 불구하고 부적절한 심박동수 조절을 보이는 환자에게 권고된다(Level C)

**심방 세동을 위한 약물적인 율동전환에 대한 Class I 권고는 없다.**

### 정상 리듬 유지

1. 수술 후 AF를 예방하기 위해 구강으로 β-차단제를 복용하는 것이 심장 수술 환자에게 권고된다(Level A)
2. 항부정맥제 약물 치료를 시작하기 전, AF를 촉진시키는 원인이나 가역적인 원인에 대한 치료가 권고된다(Level C)

**근거의 수준에 대한 정의**

Level A : 다양한 무작위 임상 시험 혹은 문헌 비평에 추출된 자료

Level B : 하나의 무작위 임상 시험 혹은 비무작위 연구에서 추출된 자료

Level C : 단지 전문가의 통일된 의견, 사례 연구, 치료의 표준

*Fuster V, Ryden LE, Asinger RW, Cannom DS, Crijns HJ, Frye RL, et al. ACC/AHA/ESC guidelines for the Management of Patients With Atrial Fibrillation : executive summary: a report of the American College of Cardiology/American Heart Association Task Force on Practice Guidelines and the European Society of Cardiology Committee for Practice Guidelines(Writing Committee to Revise the 2001 Guideline for the Management of Patients with Atrial Fibrillation).* Circulation, *2006; 114:700~752.*

*Abbreviations:* AF, atrial fibrillation; aPTT, activated partial thromboplastin time; CCB, calcium channel blocker; HF, heart failure; INR, international normalized ratio; LMWH, low molecular weight heparin; LV, left ventricular; MI, myocardial infarction; TIA, transient ischemic attack.

## 3.14 Guidelines for Management of Supraventricular Arrhythmias(Class I Recommendations Only)

심실상성 부정맥 관리에 대한 지침(Class I 권고)

### 혈역학적으로 안정적이면서 규칙적인 빈맥에 대한 급성기 관리

**좁은 QRS(SVT)와 BBB가 동반된 SVT:**

1. 미주 신경 흥분 수기(Valsalva, CSN)(Level B)
2. Adenosine(Level A)
3. Verapamil, diltiazem(Level A)

**조기 흥분 SVT/AF:**

1. Flecainide(Level B)
2. Ibutilide(Level B)
3. Procainamide(Level B)
4. Electrical cardioversion(Level C)

**원인을 알 수 없는 넓은 QRS 빈맥:**

1. Procainamide(Level B)
2. Sotalol(Level B)
3. Amiodarone(Level B)
4. Electrical cardioversion(Level B)

## 3.14 Guidelines for Management of Supraventricular Arrhythmias(Class I Recommendations Only) 심실상성 부정맥 관리에 대한 지침(Class I 권고) (계속)

**LV 기능이 저하되어 있는 원인을 알 수 없는 넓은 QRS 빈맥:**

1. Amiodarone(Level B)
2. Lidocain(Level B)
3. Electrical cardioversion(Level B)

**재발하는 AVNRT의 장기적인 치료**

1. 카테터 절제(Level B)
2. 증상이 있으면서 재발하는 AVNRT에 대한 Verapamil(Level B)
3. 재발하는 AVNRT에 대한 diltiazem 혹은 β-차단제(Level C)

**저빈도, 잘 견디는 AVNRT:**

1. 미주 신경 흥분 수기(Level B)
2. Pill-in-the-pocket(구강으로 diltiazem과 propranolol 한번 투여)(Level B)
3. Verapamil, diltiazem, β-차단제, 카테터 절제(Level B)

### 초점 비발작적 접합부 빈맥 증후군(Focal and nonparoxysmal junctional tachycardia syndrome)

Nonparoxysmal junctional tachycardia
1. Digitalis 독성 해결(Level C)
2. 저칼륨혈증 교정(Level C)
3. 심근 허혈 치료(Level C)

### 부전도로 매개 부정맥의 장기적인 치료

1. 잘 조절되는 WPW 증후군(부전도로와 증상이 있는 부정맥)을 위한 카테터 절제; 혹은 AF와 빠른 전도 혹은 잘 조절되지 않는 CMT(Level B)
2. 한 번의 혹은 빈번하지 않은 발생 시 미주 신경 흥분 수기(Level B)
3. 한 번의 혹은 빈번하지 않은 발생 시 Pill-in-the-pocket(verapamil, diltiazem, β-차단제)(Level B)

**금기**: verapamil, diltiazem, digoxin

## 3.14 • Guidelines for Management of Supraventricular Arrhythmias(Class I Recommendations Only) 심실상성 부정맥 관리에 대한 지침(Class I 권고) (계속)

### 초점 심방 빈맥 치료(Treatment of Focal Atrial Tochycardia)

**급성기 치료**

1. 혈역학적으로 불안정한 경우 전기적인 심장율동전환(Level B)
2. 심박동수 조절을 위한 β-차단제, verapamil, diltiazem(digitalis 치료를 안 하는 경우)(Level C)

**예방 치료**

1. 재발되는 증상 혹은 끊임없는 AT를 위한 카테터 절제(Level B)
2. B-차단제, verapamil, diltiazem(Level C)

**근거의 수준에 대한 정의**

Level A : 다양한 무작위 임상 시험 혹은 문헌 비평에 추출된 자료
Level B : 하나의 무작위 임상 시험 혹은 비무작위 연구에서 추출된 자료
Level C : 단지 전문가의 통일된 의견, 사례 연구, 치료의 표준

*Blomstrom-Lundqvist C, Scheeinman MM, Aliot EM, et al. ACC/AHA/ESC guidelines for the Management of Patients With Supraventricular Arrhythmias-executive summary: a report of the American College of Cardiology/American Heart Association Task Force on Practice Guidelines and the European Society of Cardiology Committee for Practice Guidelines(Writing Committee to Develop Guideline for the Management of Patients with Supraventricular Arrhythmias).* Circulation, *2003; 108: 1871-1909.*

*Abbreviations:* AF, atrial fibrillation; AVNRT, atrioventricular nodal reentry tachycardia; BBB, bundle branch block, CMT, circus movement tachycardia; LV, left ventricular; SVT, Supraventricular tachycardia; WPW, Wolff-Parkinson-White.

## 3.15 • Guidelines for Management of Ventricular Arrhythmias(Class I Recommendations Only)

심실성 부정맥 관리에 대한 지침(Class I 권고)

### 지속되는 단형 심실성 빈맥(Sustained Monomorphic Ventricular Tachycardia)

1. 만약 진단이 불확실하다면, 넓은 QRS 빈맥은 VT로 변화할 수 있음을 예측해야 한다(Level C)
2. 혈역학적으로 불안정하게 지속되는 단형 VT 상태에서 진정상태에서의 전기적 심장율동전환이 권고된다(Level C)

**금기** . 특별히 심근 기능저하 기왕력이 있는 환자에게 칼슘 채널 차단제(verapamil, diltiazem)는 근원을 모르는 넓은 QRS 빈맥에서 사용되면 안 된다.

### 다형 심실성 빈맥(Polymorphic Ventricular Tachycardia)

1. 혈역학적으로 불안정하게 지속되는 PVT 상태에서 진정상태에서의 전기적 심장율동전환이 권고된다(Level B)
2. 허혈이 의심되거나 제외할 수 없는 상황에서 β-차단제 정맥 주사가 유용하다(Level B)
3. QT 연장이 없으면서 재발되는 PVT에서 amiodaron 정맥 주사가 유용하다(Level C)
4. 응급 혈관조영술과 혈관재형성은 심근 허혈을 제외할 수 없는 상황에서 PVT시 고려되어야 한다(Level C)

### Torsades de Pointes(Torsades de Pointes)

1. 문제가 될 만한 그 어떤 종류의 약물도 중단하고 전해질 불균형을 교정하는 것이 권고된다(Level A)
2. 심장내 차단과 증상이 있는 서맥에 의한 TdP에 대해서는 급성 혹은 장기간의 조율이 권고된다(Level A)

## 3.15 Guidelines for Management of Ventricular Arrhythmias(Class I Recommendations Only) 심실성 부정맥 관리에 대한 지침(Class I 권고) (계속)

**지속되는 심실 빈맥(Incessant Ventricular Tachycardia)**

1. Procainamide 혹은 amiodaron과 같은 항부정맥제의 정맥 투여 후에 시행되는 혈관재형성과 beta 차단이 재발되거나 지속되는 PVT에 대해 권고된다 (Level B)

**근거의 수준에 대한 정의**

Level A : 다양한 무작위 임상 시험 혹은 문헌 비평에 추출된 자료

Level B : 하나의 무작위 임상 시험 혹은 비무작위 연구에서 추출된 자료

Level C : 단지 전문가의 통일된 의견, 사례 연구, 치료의 표준

*Zipes DP, Camm JA, Borggrefe M, Buxton AE, Chaitman B, Fromer M, et al. ACC/AHA/ESC 2006 guidelines for the Management of Patients With Ventricular Arrhythmias and the prevention of Sudden Cardiac Death: executive summary: a report of the American College of Cardiology/American Heart Association Task Force on Practice Guidelines and the European Society of Cardiology Committee for Practice Guidelines(Writing Committee to Revised 2001 Guideline for the Management of Patients with Vraventricular Arrhythmias).* Circulation, *2006; 114: 1088–1132.*

*Abbreviations:* PVT, Polymorphic ventricular tachycardia; TdP, Torsades de Pointes; VT, ventricular tachycardia.

## 3.16 • Normal 12-Lead ECG Waves

정상 12-유도 ECG 파형

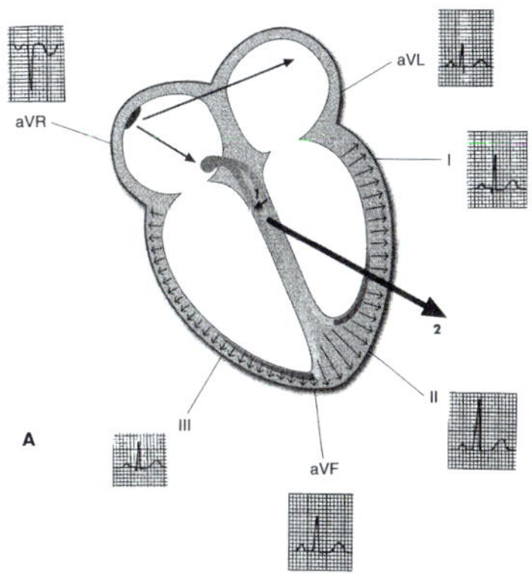


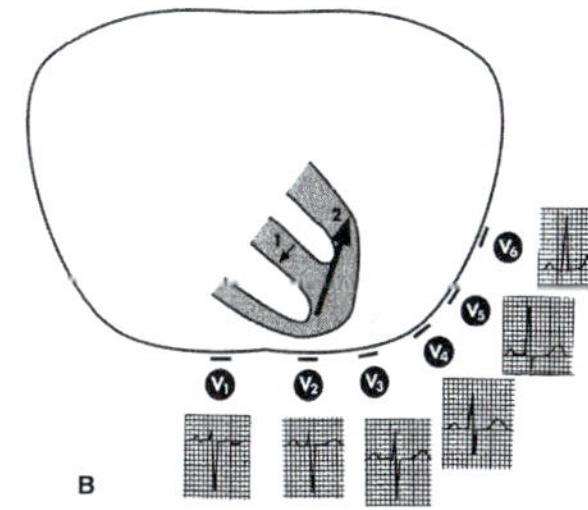


**(A)** 앞쪽 사지유도에서 보여주는 심장의 정상적인 탈분극

**(B)** 심실에서 6개의 전흉부 유도($V_{1\sim6}$)의 정상 전기적 활동을 보여주는 흉곽 횡단면(6개의 흉부유도는 심장의 전기적 활동을 수평면에서 기록한 단극 유도이다) 작은 화살표 (1)은 중격을 통해 탈분극되는 초기 방향을 보여준다. 큰 화살표 (2)는 심실 탈분극의 방향을 보여준다.

## 3.17 • Normal ST Segment and T Waves

정상 ST분절과 T파

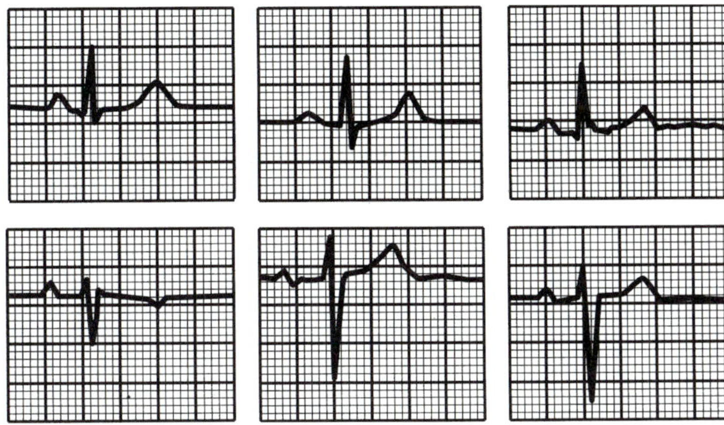

Lead II

Lead $V_1$

## 3.18 Zones of Myocardial Ischemia, Injury, and Infarction with Associated ECG Changes

ECG 변화와 관련된 심근허혈, 심근 손상, 심근 경색 부위

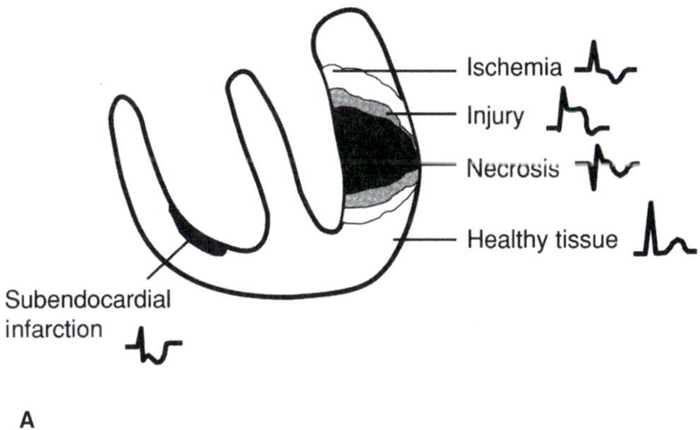


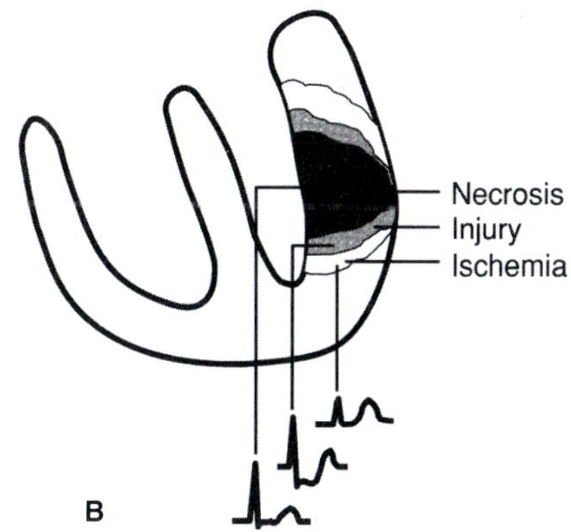


(A) 심근허혈, 손상, 괴사에 따라 직접적으로 나타나는 심전도 변화

(B) 심근허혈, 손상, 심근경색 부위에 따라 직접적이지 않지만 흔히 보여주는 상대변화(반대쪽 심전도에서 ST 하강이 일어나는 상대변화)

## 3.19 • ECG Patterns Associated with Myocardial Ischemia

심근 허혈과 관련된 ECG 패턴

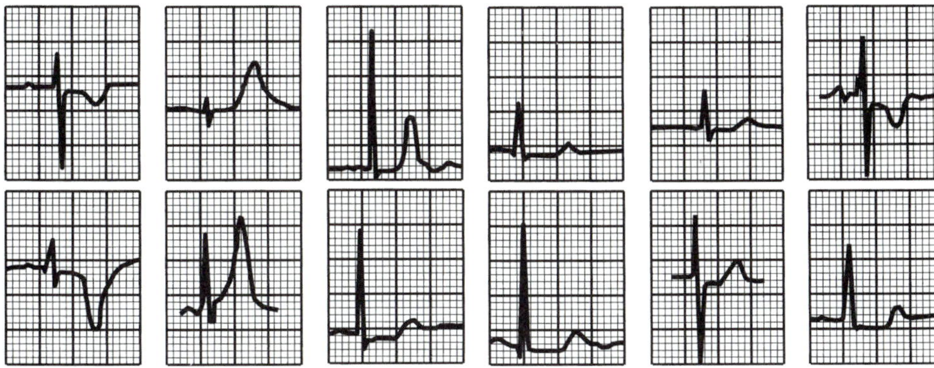

- T-wave inversion(역전)
- 크고 넓은 T-waves
- 역전된 U-waves
- ST segment가 0.12초 이상 기준선에 걸쳐있음
- 뾰족한 ST-T각
- ST 하강 (수평 혹은 하강)

## 3.20 ● ECG Patterns Associated with Acute Myocardial Injury

급성 심근 손상과 관련된 ECG 패턴

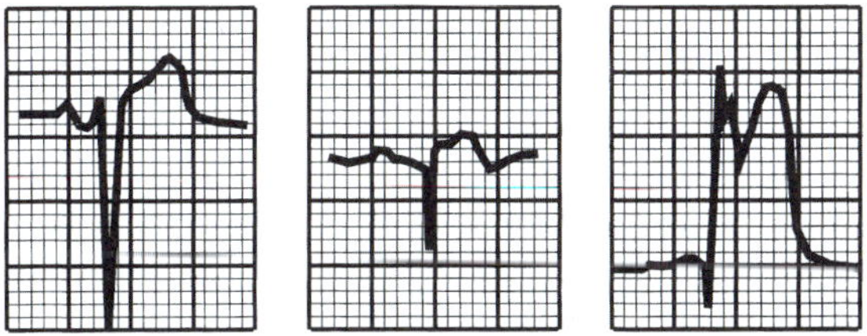

• ST 상승 1mm 혹은 그 이상

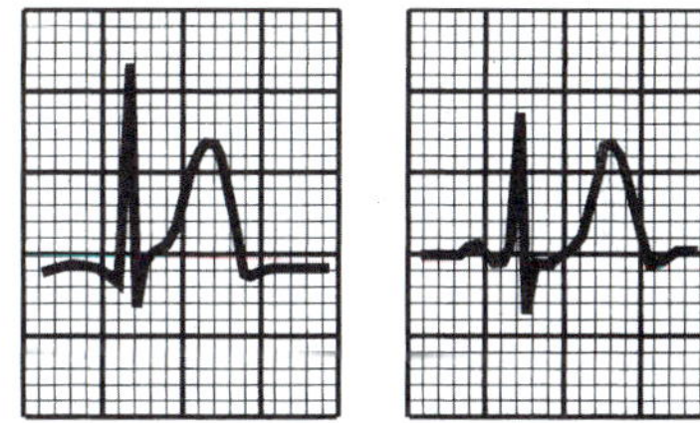

• 크고 뾰족한 T-waves

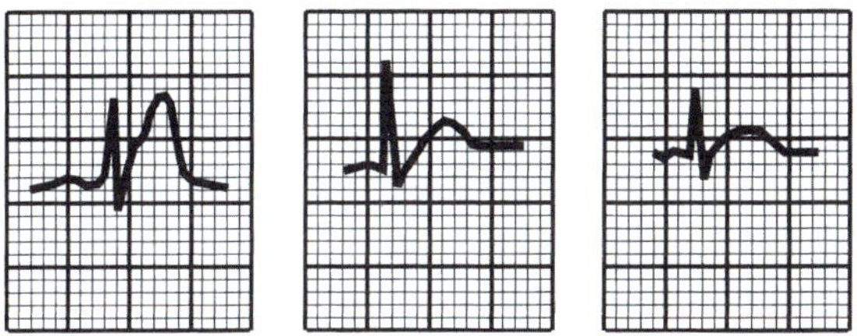

• T-wave 꼭대기로 가파르게 상승한 ST segment

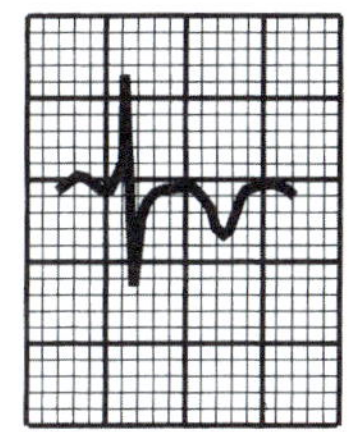

• 대칭적인 T inversion(역전)

## 3.21 ● ECG Changes Associated with Myocardial Infarction

심근 경색과 관련된 ECG 변화

| MI 위치 | Indicative changes | Reciprocal changes |
|---|---|---|
| 전면 | $V_1$~$V_4$ | I, aVL, II, III, aVF |
| 중격 부위 | $V_1$, $V_2$ | I, aVL |
| 아래 | II, III, aVF | I, aVL, $V_1$~$V_4$ |
| 후면 | None | $V_1$~$V_4$ |
| 측면 | I, aVL, $V_5$, $V_6$ | II, III, aVF, $V_1$, $V_2$ |
| 우심실 | $V_3R$~$V_6R$ | |

## 3.22 Typical Plasma Profiles

전형적인 Plasma profile

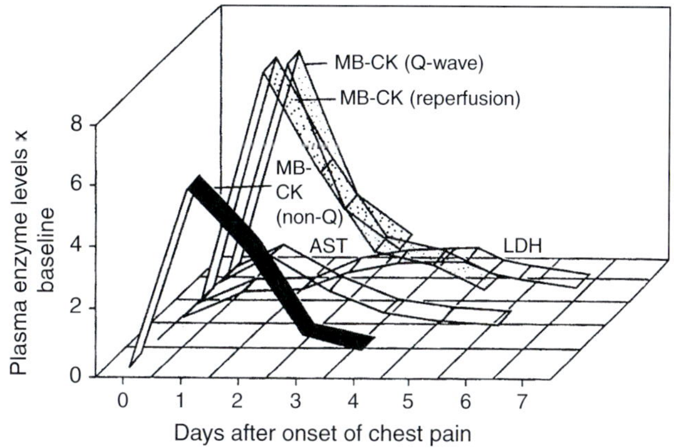


급성 심근경색 발병 후 진행되는 크레아틴키나제의 MB동질효소(MB-CK),
aspartate amino transferase(AST), lactate debydrogenase(LDH) 활성화에 대한 전형적인 혈장농도곡선
*(Alexander R, Pratt C. Diagnosis and management of acute myocardral infarction.*
*In: Fuster V, Alexander R, O'Rouke R, eds.* Hurst's The Heart. *10th ed. New York, NY: McGraw-Hill; 2001.)*

# 3.23 • Clinical Presentation of Myocardial Ischemia and Infarction

심근 허혈과 심근 경색의 임상적 양상

| MI 형태 | 연관된 심장부위 | 공급되는 심근부위 | 사정 | ECG 변화 | 가능한 부정맥 | 가능한 합병증 |
|---|---|---|---|---|---|---|
| 전중벽 (Anteroseptal wall) 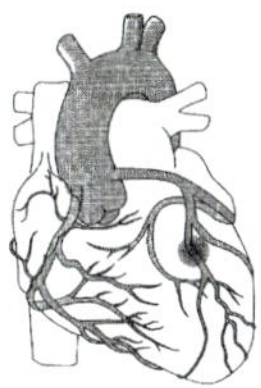 | LAD(Left anterior descending coronary artery) 좌전하방 | 전방좌심실벽, 전방좌심실 중격, 좌심실 심첨부, 히스속, 방실다발갈래 | 좌심실 기능 하강 →심박출량 감소, 혈압 하강, 폐동맥 이완기압 상승, 폐모세혈관 쐐기압 상승, HF를 동반한 $S_{3,4}$, 폐부종을 동반한 수포음 | **Indicative:** $V_{1\sim4}$에서 비정상적인 Q-wave를 동반하거나 동반하지 않는 ST 상승 흉부유도에서 R-wave의 손실<br>**Reciprocal (상대변화):** II, III, aVF에서 ST 하강 | 우측속지차단, 좌측속지차단, 방실차단, 심방세동 혹은 조동 심실 빈맥, 빈맥 | 심장성 쇼크, 심실 중격 결손(VSD), 심근파열, 심장차단은 계속될 지 모름(좌측속지차단) 이 부위의 MI와 관련된 높은 사망률 |

## 3.23 • Clinical Presentation of Myocardial Ischemia and Infarction(심근 허혈과 심근 경색의 임상적 양상) -계속

| MI 형태 | 연관된 심장부위 | 공급되는 심근부위 | 사정 | ECG 변화 | 가능한 부정맥 | 가능한 합병증 |
|---|---|---|---|---|---|---|
| 중격측면<br>(Posterior septal lateral)<br>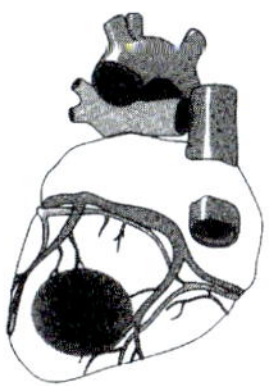 | 우심장동맥 휘돌이가지<br>(RCA Circumflex branches, 우관상동맥) | 좌심실 뒷면<br>동방결절 45%<br>방실결절 10%<br>좌측심방<br>좌심실 측벽 | 심실중격결손을 나타내는 잡음<br>심실중격결손에서 좌우 Shunt를 사정하기 위한 폐동맥관<br>최대박동성이 측면으로 이동하고, 승모판역류를 초래하는 좌심실동맥류의 증상 및 증후 | **Lateral Indicative:**<br>-Lead I, AVL, $V_{5,6}$에서 ST 상승<br>-Lead I, AVL, $V_{5,6}$에서 R wave 소실과 ST 상승<br>**Posterior Indicative:**<br>$V_{1\sim3}$에서 크고 넓은 R wave(>0.04초), $V_4R$(오른쪽 12 lead에서 $V_4$ 위치)에서 ST상승<br>**Posterior Reciprocal:**<br>$V_{1\sim2}$에서 ST 하강,<br>$V_{1\sim2}$에서 수직으로 솟은 T-wave | 서맥<br>모비츠 I형(후방) | 우심실 침범<br>동맥류 발생<br>유두근육기능장애<br>심장차단의 빈번한 완화 |

## 3.23 • Clinical Presentation of Myocardial Ischemia and Infarction(심근 허혈과 심근 경색의 임상적 양상) -계속

| MI 형태 | 연관된 심장부위 | 공급되는 심근부위 | 사정 | ECG 변화 | 가능한 부정맥 | 가능한 합병증 |
|---|---|---|---|---|---|---|
| 아래 혹은 '횡격막' (Inferior or diaphragmatic)<br>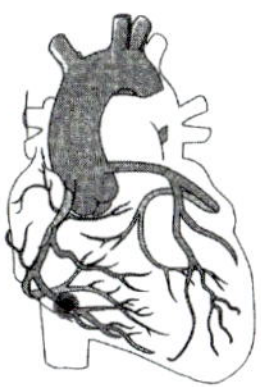 | 우관상동맥(RCA) | 우심실, 우심방<br>동방결절 50%<br>방실결절 90%<br>좌심실 아래면<br>후 심실 중격<br>후 좌측속지차단<br>좌심실 뒷면 | 증상있는 서맥: 혈압하강, 의식변화, 발한, 심박출량 감소, 폐동맥이완기압 상승, 폐모세혈관 쐐기압 상승<br>잡음: 유두근육기능장애와 관련된 수축기 전체와 중반기에 발생하는 수포음, 폐부종, 오심 | **Indicative:**<br>II, III, aVF에서 ST 상승<br>II, III, aVF에서 Q-waves<br>**Reciprocal Lead:**<br>I, aVL, $V_{1\sim4}$에서 ST 하강 | 방실블록: 일시적, 영구적 완전심장차단으로 종종 진행<br>벤케바하 현상; 느린 부정맥 | 딸꾹질<br>오심/구토<br>유두근육기능장애<br>승모판 역류<br>중격파열(0.5~1%)<br>특히 심방부정맥을 동반한 심방경색과 관련된 우심실 침범 |

## 3.23 • Clinical Presentation of Myocardial Ischemia and Infarction(심근 허혈과 심근 경색의 임상적 양상) –계속

| MI 형태 | 연관된 심장부위 | 공급되는 심근부위 | 사정 | ECG 변화 | 가능한 부정맥 | 가능한 합병증 |
|---|---|---|---|---|---|---|
| 우심실 경색 (Right ventricular infarction)<br>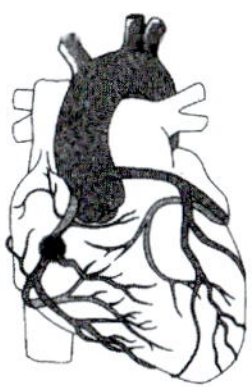 | 우관상동맥(RCA) | 우심방, 우심실<br>좌심실 아랫면<br>동방결절<br>방실결절<br>후 심실중격 | 쿠스마울징후<br>경정맥확장<br>저혈압<br>전신정맥저항 상승, 폐모세혈관쐐기압, 중심정맥압 상승, 순응하지 않는 우심실을 동반한 $S_3$, 초기 깨끗한 호흡음<br>간비대; 말초부종: 차갑고 축축하고 창백한 피부 | **Indicative:**<br>$V_4R$에서 1~2mm의 ST 구간 상승<br>II, III, aVF에서 ST와 T wave 상승<br>II,III, aVF에서 Q wave<br>ST 상승은 $V_{1-6}$에서 진폭이 감소한다. | 1도 방실블록,<br>2도 방실블록<br>I-유형 불완전 우측속지차단<br>일시적인 완전심장차단<br>심방 세동<br>심실 세동<br>심실 조동 | 전신혈압을 유지하기 위해 초기에 다량의 수액을 필요로 하는 저혈압. 단, 우심실수축력이 혈량이동을 개선시키면 이뇨제가 필요할 수 있다. |

## 3.24 • Evidence-Based Practice: Acute Coronary Syndrome ST-Elevation MI and Non–ST-Elevation MI

근거기반실무: 급성 관상증후군 ST 상승된 심근경색과 ST 상승되지 않은 심근경색

### 진단

- 급성 심근 경색 진단은 3개 중 2개의 임상소견에 근거한다: [a,b]
  1. 허혈과 유사한 증상의 과거력
  2. 연속 ECG의 변화
  3. 심장 손상 표지자 수치상승과 감소
- 급성 심근 경색 환자의 50%는 ST segment 상승이 없다. 다른 적응증들: [a,b]
  1. ST segment 하강은 ST가 상승하지 않는 급성심근경색(NSTEMI)을 나타낼 수 있다.
  2. 새로운 좌측속지차단
  3. Chest pain이 완화된 ST segment 하강
  4. 모든 흉부유도에서 나타나는 T-wave 역전은 좌전하방 관상동맥 근위부의 위험한 협착을 동반한 NSTEMI를 나타낼 수 있다.

### 급성관리

- 적절한 치료 시작 시기는 증상발현 1시간 이내이다. 치료를 찾느라 지연되기 때문에 거의 실현가능하지 않다. [a,b]
- 초기 ECG는 응급부서 도착한지 10분 내에 찍어야 한다. [a,b]
- 산소치료, NTG, aspirin은 금기가 아니면 중재되어야 한다. [a,b]

## 3.24 • Evidence-Based Practice: Acute Coronary Syndrome ST-Elevation MI and Non-ST-Elevation MI 근거기반실무: 급성 관상증후군 ST 상승된 심근경색과 ST 상승되지 않은 심근경색 -계속

- 재관류 치료전략: STEMI 경우만.[a,b]
  1. 섬유소 용해제는 금기가 아니라면 도착 후 30분 이내에 시작해야 한다.
  2. 초기 경피적 관상중재술 치료가 필요하다면 문제가 된 혈관은 도착 후 90분 이내에 재관류되어야 한다.
- 재관류 치료(전략) : NSTEMI [a,b]
  1. 섬유소 용해제는 권고되지 않는다.
  2. 도착 후 24시간 이내에 경피적 관상중재술이 이루어져야 한다.
- 환자몸무게에 기반한 헤파린이나 저분자량 헤파린(LMWH) [a,b]
- IV β-차단제는 도착 후 12시간 내에 주입되어야 한다. [a,b]
- 지질저하제 투여가 시작되어야 한다. [a,b]

*Data compiled from: [a] Antman, et al(2004); [b] Casey(2002)*

## 3.25 Summary of Causes of Axis Deviations

축편위 원인 요약

**축(Axis) : −30°~+90°**

- 정상

**좌측편위(Left Axis Deviation) : −31°~−90°**

- 좌심실 비대
- 좌측 전면 섬유속 차단
- 하벽 심근 경색
- 좌각 차단
- 선천성 결손
- 심실 빈맥
- WPW(Wolff-Parkinson-White syndrome) 증후군

**우측편위(Right Axis Deviation) : +91°~180°**

- 우심실 비대
- 좌측 후면 섬유속 차단
- 우각 차단
- 우심증
- 심실빈맥
- WPW 증후군

**불확실한축(Indeterminant Axis) : −90°~180°**

- 심실 빈맥
- 두섬유속 차단

## 3.26 ECG Clues for Differentiating Aberration from Ventricular Ectopy

심실 이소증과 편위 전도 감별

| | 변형 심실 전도 | 심실 이소증 |
|---|---|---|
| P파(P waves) | QRS 앞에 P파 선행 | QRS와 관련이 없거나 QRS보다 더 늦게 나타난다. ; 1:1 심실-심방전도가 되면 매 QRS 뒤에 역행성 P파가 나타난다. |
| 흉부유도에서의 QRS 일치성 (Precordial QRS) | WPW에서 양성 일치를 보인다. | WPW가 아닐 경우 음성 일치와 양성 일치를 보이면 심실 빈맥이다. |
| 융합(fusion) 또는 포획(capture) 박동 | | 심실 빈맥을 지지하는 강한 증거 |
| QRS축(QRS axis) | 대부분 정상; 우축 또는 좌축으로 편위되기도 함 | 심실 빈맥의 부정확한 축; 대부분 좌 또는 우축으로 편위된다. |
| 우각차단형 QRS 형태 (RBBB QRS morphology) | $V_1$에서 rsR형, $V_6$에서 qRs의 삼상성 모양(triphasic) | $V_1$에서 단상성 R파 또는 이상성 qR:$V_1$에서 왼쪽이 더 높은 토끼 귀 모양의 R파; $V_6$에서 단상성 QS 또는 이상성 rS |
| 좌각차단형 QRS 형태 (LBBB QRS morphology) | $V_1$에서 좁은 R파(<0.04초); $V_1$에서 일직선으로 내려 긋는 S파(종종 위로 올라갈 때 V자 모양을 하거나 불분명함); 일반적으로 $V_6$에 Q파가 없다. | $V_1$ 또는 $V_2$에서 넓은 R 파(>0.03초); $V_1$에서 내려 긋는 S 파 시 V자 모양을 하거나 불분명함 ; $V_1$ 또는 $V_2$에서 S파의 끝 지점까지 0.06초 이상 지연; $V_6$에서 Q파 |

## 3.27 • Pacemaker Codes

인공 심박동기 코드

| 첫문자 : 조율부위 | 두번째 문자 : 감지부위 | 세번째 문자 : 감지에 대한 반응 | 네번째 문자 : 박동수조절 | 다섯번째 문자 : 여러 부위의 조율[a] |
|---|---|---|---|---|
| O=없음 | O=없음 | O=없음 | O=없음 | O=없음 |
| A=심방 | A=심방 | I=억제 | R=박동수 조절 (Rate modulation) | A=심방 |
| V=심실 | V=심실 | T=유도 | | V=심실 |
| D=심방과 심실(Dual[A&V]) | D=심방과 심실(Dual[A&V]) | D=억제와 유도(Dual[I&T]) | | D=심방과 심실(Dual) |

[a] 여러 부위의 조율은 양쪽 심방 또는 양쪽 심실에 조율하거나 하나의 심강(chamber)에서 여러 부위를 조율하는 것을 의미한다.

## 3.28 Dual-Chamber Pacing Modes

이중강 조율 형태

| 형태 | 조율 | 감지 | 감지에 대한 반응 |
|---|---|---|---|
| DVI | 심방과 심실(Atrium and ventricle) | 심실(Ventricle) | 억제 |
| VDD | 심실 | 심방과 심실 | 심방 감지는 심실조율을 유도한다<br>심실 감지는 심실조율을 억제한다 |
| DDI | 심방과 심실 | 심방과 심실 | 억제 |
| DDD | 심방과 심실 | 심방과 심실 | 심방감지는 심방조율을 억제하고, 심실 조율을 유도한다.<br>심실감지는 심방과 심실 조율을 억제한다. |

Section

# CARDIOVASCULAR CONCEPTS

## 심혈관계 개념

## 4.1 • Intra-Aortic Balloon Pump Frequency of 1:2

대동맥내 풍선펌프 1:2 빈도

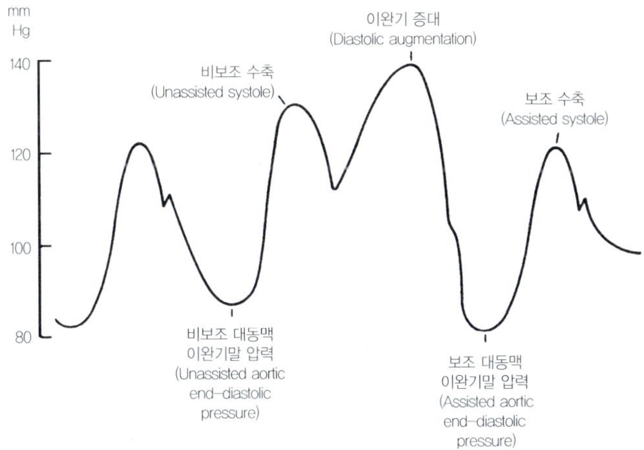


(Datascope Corporation: Mechanics of intra-aortic balloon counterpulsation. Montvale, NJ: Datascope, 1989.)

## 4.2 • Intra-Aortic Balloon Pump Frequency of 1:1

대동맥내 풍선펌프 1:1빈도

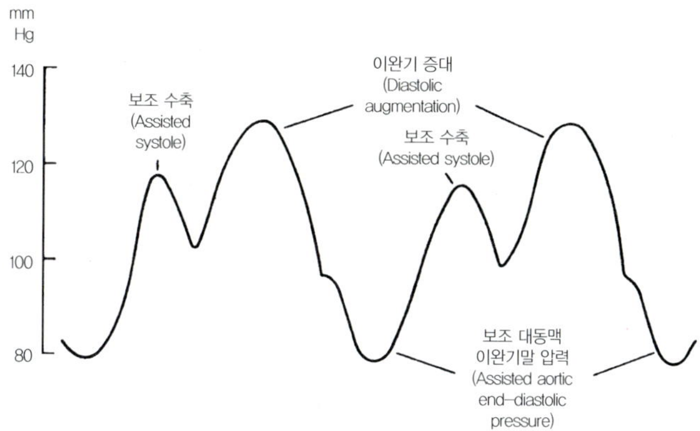


(Datascope Corporation: Mechanics of intra-aortic balloon counterpulsation. Montvale, NJ: Datascope, 1989.)

# 4.3 Inaccurate Intra-Aortic Balloon Pump Timing

부정확한 대동맥내 풍선펌프 작동 시기

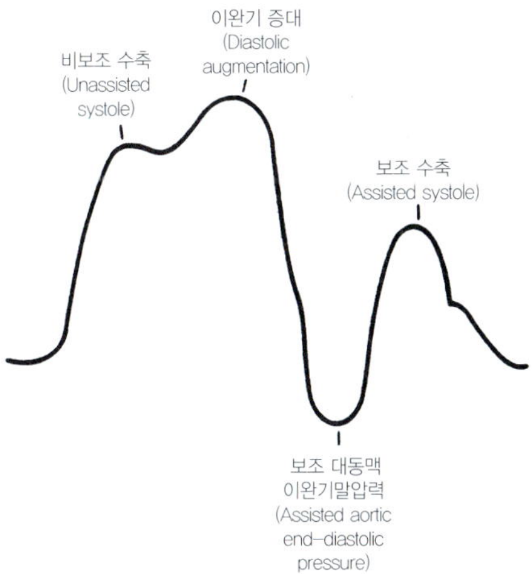


(A) Early inflation

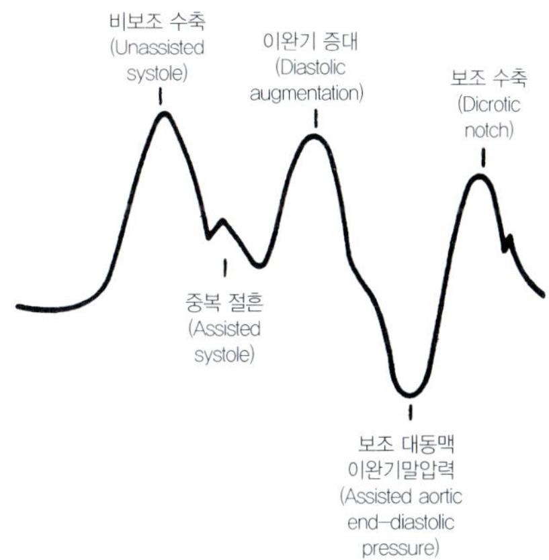


(B) Late inflation

## 4.3 Inaccurate Intra-Aortic Balloon Pump Timing(부정확한 대동맥내 풍선펌프 작동 시기) – 계속

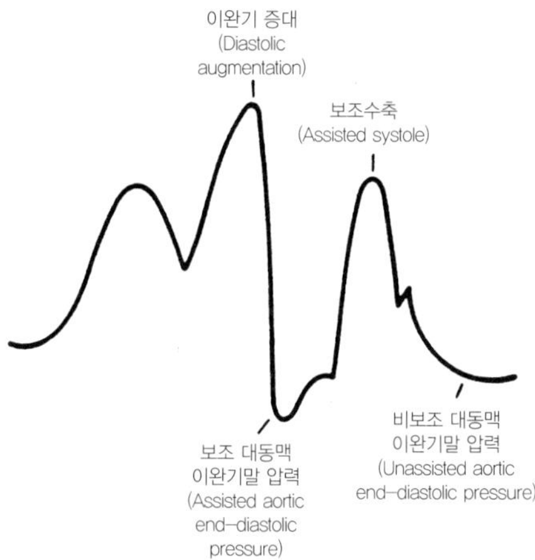


(C) Early deflation

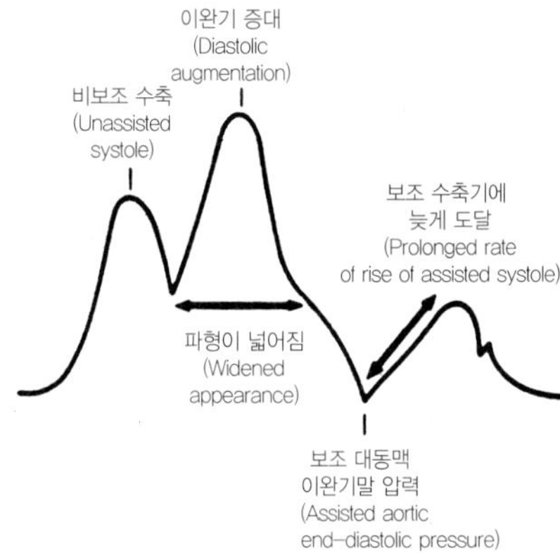


(D) Late deflation

(Datascope Corporation: Mechanics of intra-aortic balloon counterpulsation. Montvale, NJ: Datascope, 1989.)

## 4.4 • Advanced Cardiovascular Life Support(ACLS) Pulseless Arrest Algorithm

성인전문심폐소생술 무맥성 심정지 알고리즘

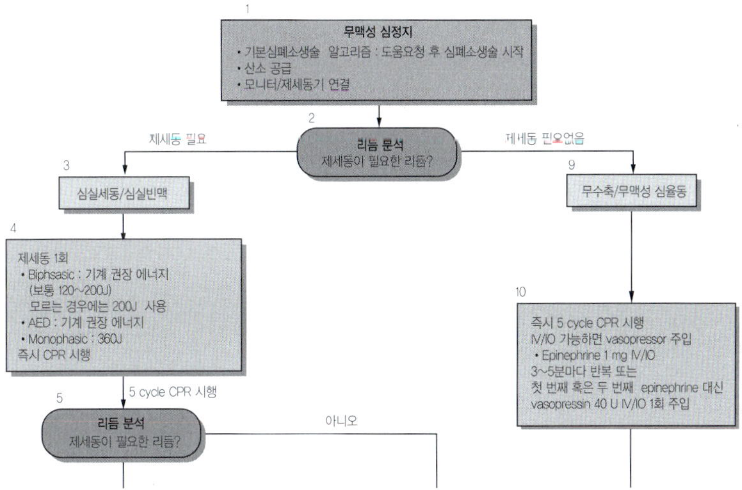

## 4.4 Advanced Cardiovascular Life Support(ACLS) Pulseless Arrest Algorithm(성인전문심폐소생술 무맥성 심정지 알고리즘) - 계속

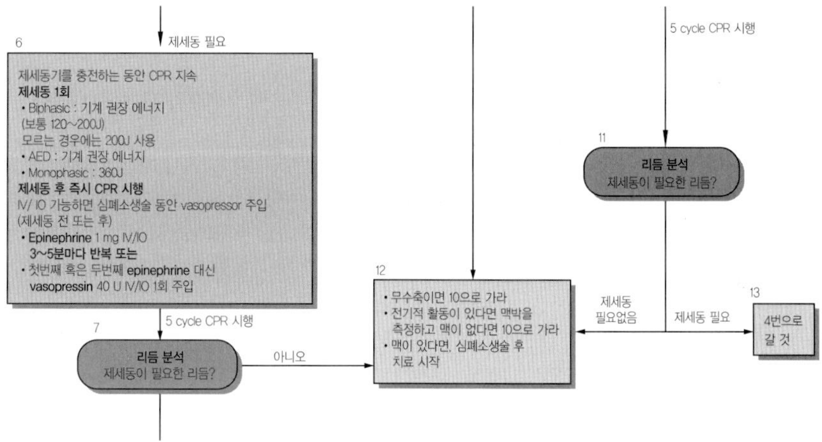

제세동 필요

8

제세동기를 충전하는 동한 CPR 지속
제세동 1회
- Biphasic : 기계 권징 에너지(보통 120~200J) 모르는 경우에는 200J 사용
- AED : 기계 권장 에너지
- Monophasic : 360J

제세동 후 즉시 CPR 시행
항부정맥제 사용 고려 : CPR 동안 주입
(제세동 전이나 후)
amiodarone(300 mg IV/IO, 추가 150mg IV/IO)
lidocaine(1~1.5mg/kg 이후 0.5~0.75mg/kg IV/IO, 최대 3회 또는 3mg/kg) torsades de pointes 시
magnesium 1~2g IV/IO 주입고려

CPR 5 cycle 시행 후 5번으로 갈 것

심폐소생술 시

- 열심히 그리고 빠르게 흉부 압박 (100회/분)
- 가슴이 충분히 확장되는지 확인
- 흉부압박시 방해요인을 최소화
- CPR 1cycle : 흉부압박:인공호흡 =30:2 ; 5 cycle(2분)
- 과호흡을 피함
- 인공기도확보와 위치 확인
- 인공기도 삽관 후 더 이상 CPR 'cycle'로 시행할 필요는 없다.
  : 인공기도를 통한 호흡 시 멈추지 않고 지속적으로 흉부압박을 시행한다.
  : 인공호흡은 8~9회/분으로 시행한다.
  : 매 2분마다 리듬을 분석한다.
- 매 2분마다 리듬 분석 시 흉부압박을 교대한다.

- 교정 가능한 원인을 찾고 치료한다.
  - 저혈량증
  - 저산소증
  - 산증
  - 저/고 칼륨혈증
  - 저혈당
  - 저체온
  - 독성
  - 심장 압전
  - 긴장성 기흉
  - 혈전(관상동맥 또는 폐)
  - 외상

## 4.5 • Advanced Cardiovascular Life Support(ACLS) Bradycardia Algorithm

성인전문 심폐소생술 서맥 알고리즘

1

서맥
심박동수<60회/분
그리고 부적절한 임상적인 증상

↓

2

- 기도 개방성 유지 ; 필요하다면 호흡보조
- 산소 공급
- 심전도(리듬 분석), 혈압, 산소분압 수치 모니터링
- IV 확보

↓

3

서맥으로 인한 관류부족의 증후 또는 증상이 있는가?
(예, 갑작스런 의식상태 변화, 지속되는 흉통, 저혈압 또는 다른 shock 증후)

## 4.5 Advanced Cardiovascular Life Support(ACLS) Bradycardia Algorithm(성인전문심폐소생술 서맥 알고리즘) - 계속

아니오 → **4A**

관찰/모니터링

예 → **4**

- 경피적 인공심박동기 준비 : high-degree block(type Ⅱ second-degree block 또는 third-degree AV block) 시 즉시 적용
- 인공심박동기가 효과적이지 못하거나 준비까지 시간이 지연되는 경우 atropine 0.5mg IV 고려 ; 총용량 3 mg 까지 반복 투약 가능
- 인공심박동기가 효과적이지 못하거나 준비까지 시간이 지연되는 경우 epinephrine(2~10μg/min) 또는 dopamine(2~10μg/kg/min) 주입 고려

↓

**5**

- 정맥내 인공심박동기 준비
- 가능한 원인 교정
- 전문가 상담의뢰 고려

고려 사항

- 맥이 없는 심정지로 진행된다면, 무맥성 심정지 알고리즘을 따른다
- 교정 가능한 원인을 찾는다:

| | | |
|---|---|---|
| – 저혈량증 | – 산증 | – 저혈당 |
| – 독성 | – 긴장성 기흉 | –외상(저혈량증, 두개내압 증가) |
| – 저산소증 | – 저/고 칼륨혈증 | – 저체온 |
| – 심장압전 | – 혈전(관상동맥 또는 폐) | |

## 4.6 • Advanced Cardiovascular Life Support(ACLS) Tachycardia Algorithm

성인전문 심폐소생술 빈맥 알고리즘

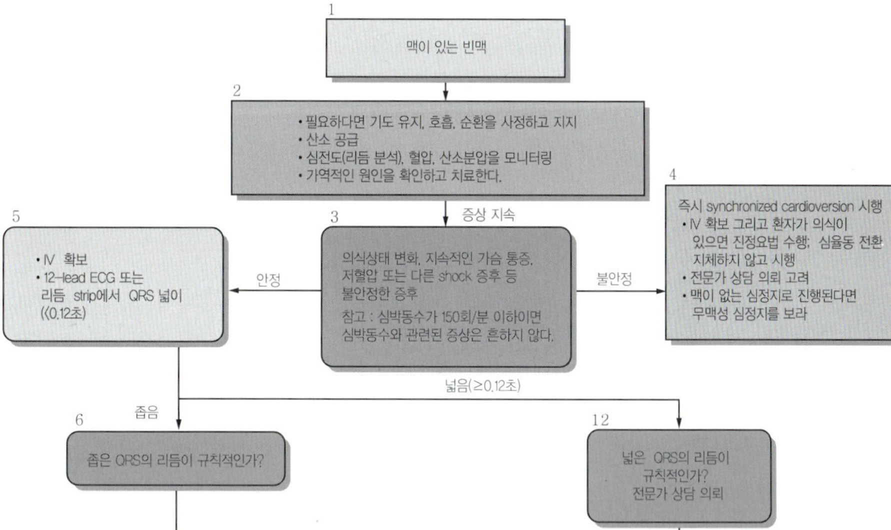

규칙 / 불규칙

**7**

미주신경 수기법
(vagal maneuvers) 시도
- adenosine 6mg 빠르게 IV 주입. 전환이 안되면 12mg을 빠르게 IV 주입 ; 그리고 나서 12mg 반복해서 주입

**8**

리듬이 전환되었나?
참고 : 전문가
상담의뢰 고려

전환 / 전환 안됨

**9**

리듬이 전환되었다면 아마도
재진입 심실상성 빈맥
- 재발 관찰
- adenosine 또는 작용시간이 더 긴 방실결절 차단 약제로 재발 치료 (예, diltiazem, β-blockers)

**10**

리듬이 전환되지 않았다면 아마도
심방조동, 이소성(extopic) 심방 빈맥
또는 방실접합부 빈맥
- 심박동수 조절(예, diltiazem, β-blockers; 폐질환 또는 심부전이 있는 경우 β-blockers를 주의해서 사용)
- 기저원인 치료
- 전문가 상담의뢰 고려

**11**

불규칙적인 좁은 QRS 빈맥 아마도
심방세동 또는 심방 조동 또는 다소성
심방 빈맥
- 전문가 상담의뢰 고려
- 심박동수 조절(예, diltiazem, β-blockers; 폐질환 또는 심부전이 있는 경우 β blockers을 주의해서 사용)

규칙 / 불규칙

**13**

심실빈맥 또는 불확실한
리듬이면
- Amiodarone 150mg을 10분 이상 IV로 주입 필요하다면 최대 2.2g/24시간까지 반복 주입
- 선택적인 synchronized cardioversion 준비
- 편위전도 심실상성 빈맥이면 adenosine 주입 (7로 가라)

**14**

편위 전도 심방세동이면
- 불규칙적이고 좁은 QRS 빈맥을 보라(11).

조기 흥분 심방세동
(심방세동 + WPW)이면
- 전문가 상담의뢰
- 방실결절 차단 약제는 금기 (예, adenosine, digoxin, diltiazem, verapamil)
- 항부정맥제 고려 (예, amiodarone 150mg 10분 이상 걸쳐 IV) 재발하는 polymorphic 심실빈맥이면 전문가 상담을 고려
- Torsade de pointes이면, magnesium 주입(5~60분에 걸쳐 1~2g 주입, 그리고 나서 지속적인 주입)

## 4.6 Advanced Cardiovascular Life Support(ACLS) Tachycardia Algorithm(성인전문심폐소생술 빈맥 알고리즘) - 계속

참고 : 환자가 불안정하면
4로 가라

평가시
- 가능하다면 기도개방성 유지, 정맥 확보
- 전문가 상담 의뢰 고려
- 심율동 전환(cardioversion) 준비

가능한 원인을 치료한다:
- 저혈량증
- 저산소증
- 산증
- 저/고 칼륨혈증
- 저혈당
- 저체온
- 독성
- 심장압전
- 긴장성 기흉
- 혈전(관상동맥 또는 폐)
- 외상

## 4.7 • Problems Encountered with Arterial Catheters

동맥카테터로 인한 문제

| 문제 | 원인 | 예방 | 치료 |
|---|---|---|---|
| 바늘 제거 후 혈종 | 삽입 부위의 출혈 또는 피가 스며나옴 | 카테터 제거 시와 제거 후에 필요시 삽입부위를 5~15분 동안 강하게 누른다.<br>삽입부위 위에 탄력 테이프를 단단하게 붙인다.<br>내퇴동맥 삽입 부위에 피가 스며나오는 것을 예방하기 위해서 1~2시간 동안 모래주머니를 올려둔다.<br>환자가 저용량 미분할 헤파린치료를 받고 있다면 카테터 제거 2시간 전에 치료를 중단해야 된다. | 피가 스며나오는 것이 멈출 때까지 삽입부위에 지속적으로 압력을 가한다.<br>카테터 제거 후 1~2시간 동안 대퇴 삽입부위에 모래주머니를 적용한다 |
| 삽입 부위 원위 맥박의 감소 또는 소실 | 동맥의 경련<br>동맥의 혈전 | 동맥 손상이 없도록 바늘을 삽입한다.<br>저용량 미분할 헤파린 1U/1ml 수액 사용 | 삽입부위에 국소적으로 리도카인을 주입하고 동맥카테터 안으로 10mg 주입한다.<br>상완 또는 대퇴동맥의 경우에 90% 이상에서 맥박을 회복시키기 위해 삽입부위 근위와 원위의 동맥절개와 Fogarty 카테터(색전이나 혈전제거용의 특수한 카테터)를 사용하여 혈전을 제거하기도 한다. |

**4.7** Problems Encountered with Arterial Catheters(동맥카테터로 인한 문제) - 계속

| 문제 | 원인 | 예방 | 치료 |
|---|---|---|---|
| 튜브 또는 변환기로 혈액 역류 | IV BAG에 가해지는 불충분한 압력 | IV bag에 300mmHg 압력을 유지한다. | 변환기를 교체하고 역류된 혈액을 빠르게 관류시킨다. |
| | 연결부위가 느슨해짐 | Luer-Lock stopcocks을 사용한다; 주기적으로 조인다. | 모든 연결부위를 조인다. |
| 출혈 | 연결부위가 느슨해짐 | 모든 연결부위를 보이도록 유지한다. 연결부위를 자주 관찰한다. 내장된 경고음 체계를 사용한다. Luer-lock stopcocks를 사용한다. | 모든 연결부위를 조인다. |
| 색전 | 카테터 끝에 생긴 혈전의 혈류 내 유입 | 관류 전에 반드시 혈액을 흡입하고 버린다. 지속적인 관류기구를 사용한다. 2~4ml 이하의 용액으로 부드럽게 관류한다. | 카테터를 제거한다. |
| 국소적인 감염 | 오염된 카테터 삽입 | 삽입부위의 카테터를 주의 깊고 안전하게 유지한다. | 카테터를 제거한다. |
| | 무균술 지키지 않음 | 항상 무균술을 적용한다. | 항생제를 처방한다. |
| | 카테터 사용 기간 지연 | 카테터 제거, 교체시 또는 드레싱이 축축해지고, 느슨해지고 또는 오염되었을 경우를 제외하고는 삽입부위에 드레싱을 유지한다 | |

| 문제 | 원인 | 예방 | 치료 |
|---|---|---|---|
| 패혈증 | 무균술 지키지 않음<br>카테터 사용기간 지연<br>IV 수액에 박테리아 증식 | 경피적 삽입술을 적용한다.<br>항상 무균술을 적용한다. IV 수액백, stopcocks, 변환기 그리고 튜브는 72시간마다 교환한다.<br>포도당이 함유된 IV 수액은 사용하지 않는다.<br>혈액 채취 후 stopcocks에 남아있는 혈액은 개방형 체계보다는 폐쇄형 관류 체계로 주의 깊게 관류한다. | 카테터를 제거한다.<br>항생제를 처방한다. |

## 4.8 Inaccurate Arterial Pressure Measurement

부정확한 동맥압 측정

| 문제(problem) | 원인(cause) | 예방(prevention) | 중재(treatment) |
|---|---|---|---|
| 진동압 그래프 | 혈관벽에 카테터 끝이 닿았을 때 | 대체적으로 피할 수 없다. | 의사를 불러 압력파형을 관찰하면서 카테터를 빼거나, 돌려보거나, 위치를 재조정한다. |
| | 카테터 끝이 clot으로 부분적으로 막혀 있을 때 | 압력하에 지속적으로 주입하는 방식(continuous infusion under pressure)을 사용한다. 2~4 ml의 피를 뽑아본 후 짧고 빠른 flush를 시행한다. | 주사기로 clot을 제거하고 2~4 mL 이상의 식염수로 flush 한다. |
| | 마개(stopcock)나 변환기에 clot이 있을 때 | 피를 뽑아본 후 주의 깊게 관으로 flush 하고 혈관내로 drip되는지 재확인한다. | 만약 마개와 변환기에 변화나 향상이 보이지 않는다면 마개와 변환기를 flush 한다. |
| | 변환기나 튜브에 공기가 찼을 때 | 처음 관류시스템을 설치하고 관에 연결할 때 주의해서 변환기와 튜브를 flush하여 공기 방울이 생기지 않도록 한다. | 관류시스템을 확인하고, 빠르게 flush 해본다. 변환기와의 연결을 해제하여 공기 방울을 제거한다. |
| | 튜브의 탄력성(Compliant tubing) | 딱딱하고(stiff) 짧은 튜브를 사용한다. | 튜브를 짧게 하거나 부드러운 튜브를 딱딱한 튜브로 교환한다. |

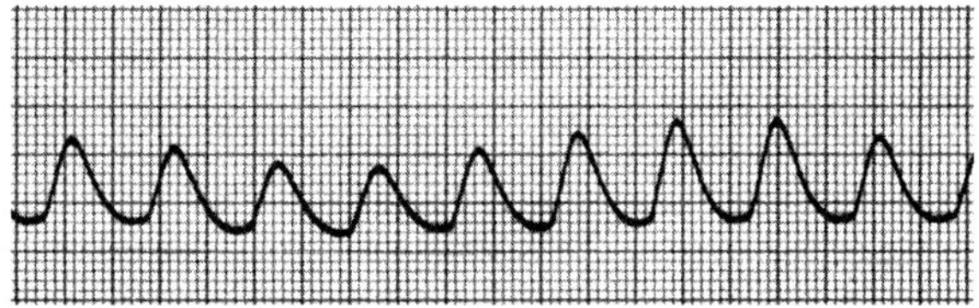

| 문제(problem) | 원인(cause) | 예방(prevention) | 중재(treatment) |
|---|---|---|---|
| 비정상적으로 높거나 낮은 수치 | 변환기의 air-reference level의 변화 | 여러 가지 압력을 재는 경우에는 air-reference level을 midchest에 맞추거나 카테터 끝 위치의 높이로 유지한다. | 환자와 변환기의 위치를 다시 확인한다. |
| 압력이 나오지 않을 때 | 변환기가 카테터 쪽으로 열려 있지 않을 때, 감시 장치의 증폭기(monitor amplifier)의 설정이 적절하지 않을 때 (zero, calibration, off로 되어 있는 경우) | 관류시스템을 설치하고 stopcock을 돌릴 때는 정해진 절차에 따라서 시행한다. | Stopcock, 감시장치, 증폭기의 설정을 확인한다. |
| | 부정확한 scale의 선택 | 환자에 따라 예상되는 범위의 적절한 scale을 선택한다. | 적절한 scale을 선택한다. |

Adapted from: Daily E, Schroeder J. Techniques in Bedside Hemodynamic Monitoring. 5thed.St.Louis,MO:CVMosby;1994:161

## 4.9 Pulmonary Artery Port Functions

폐동맥 포트 기능

| Port 종류(type of port) | 기능(functions) |
|---|---|
| Distal tip port | 폐동맥으로 들어간 카테터의 끝이 위치한 곳의 압력을 잰다. 풍선을 적절하게 팽창시킨다면 폐동맥쐐기압이 측정된다.<br>$SvO_2$ 수치를 보기 위한 혈액검사와 다른 목적의 혈액검사를 위해 사용될 수 있다. |
| Proximal lumen port | 우심방에 주로 들어가 있는 카테터의 근위부 끝으로부터 30cm 위치의 압력이 측정된다. 중심정맥압과 우심방압은 같은 용어로 사용된다.<br>심박출량을 측정할 때 사용되는 주입부위이다.<br>정맥혈이 사용되는 임상병리 검사를 위한 채혈에 이용된다. 만약 응고검사를 시행할 경우에는 채혈을 하기 전에 line에 있는 헤파린(unfractionated heparin)을 완전히 제거한다.<br>필요시 정맥내 수액과 약물의 주입을 위해 사용된다. |
| Balloon inflation port | 폐동맥쐐기압을 재기 위해 1.5mL 미만의 공기를 주기적으로 주입하여 부풀린다. |
| Ventricular port<br>(폐동맥 카테터의 모델에 따라) | 우심방 압력을 잰다.<br>우심방내에 일시적인 심장박동조율기(temporary pacemaker)의 전극을 삽입하는데 사용된다. |

## 4.9 Pulmonary Artery Port Functions(폐동맥 포트 기능) -계속

| Port 종류(type of port) | 기능(functions) |
| --- | --- |
| Ventricular infusion port (폐동맥 카테터의 모델에 따라) | 정맥내 수액이나 약물의 주입을 위한 내관으로 부가적으로 사용될 수 있다. Proximal lumen이 나오는 위치와 가깝게 위치해 있다.<br>필요시 중심정맥압을 재거나 심박출량의 측정에 사용될 수 있다. |
| Cardiac output port (폐동맥 카테터의 모델에 따라) | 심박출량 모니터에 연결할 때 distal tip 주변의 혈액온도를 잰다.<br>지속적인 심부체온을 감시하는데 사용될 수 있다. |

## 4.10 • Leveling of the PA Catheter

폐동맥카테터의 수준 측정

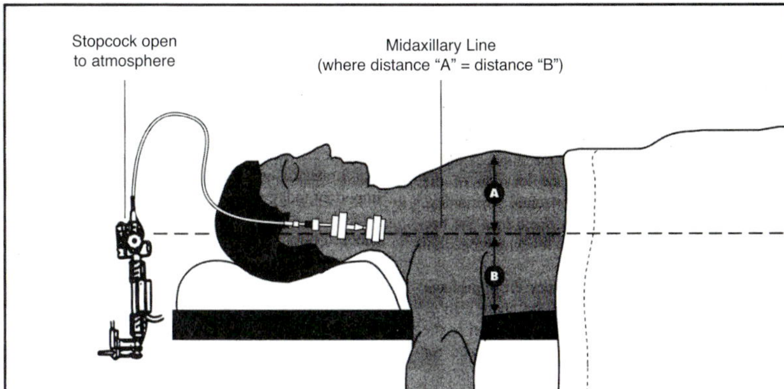


전형적인 폐동맥 카테터의 높이는 폴(pole)대에 설치한 변환기에 달린 마개에 맞춘다. 변환기에 가까운 마개를 4번째 늑간극과 액와중간선(midaxillary line)이 만나는 점과 수평하게 두어 대기압에 맞추어 개방한다.

## 4.11 • Referencing and Zeroing the Hemodynamic Monitoring System

혈역학적 모니터링 체계의 참조와 영점화

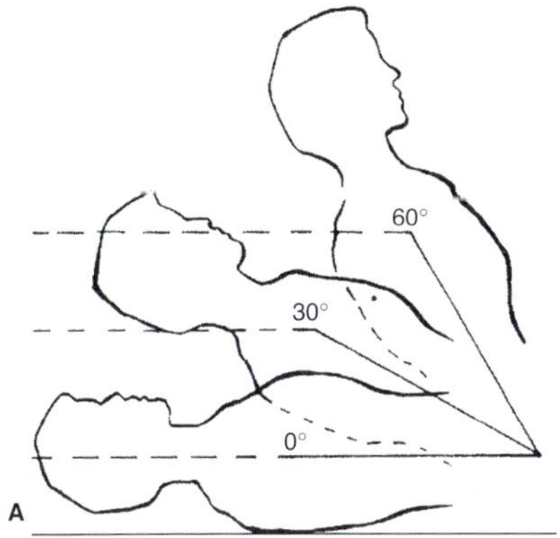


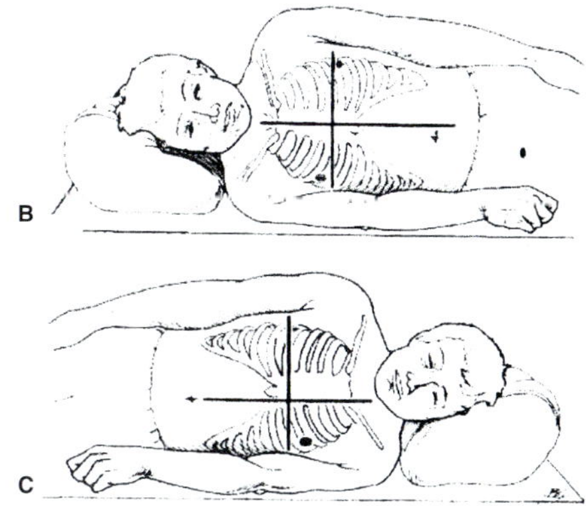


**(A)** 앙와위로 환자를 반듯이 눕힌 자세에서 앉은 자세로 움직일 때의 phlebostatic axis의 높이 변화. 환자가 반듯이 누워 있다가 상체를 들어올리면 영점화하는 air-fluid interface기준점은 수평 그대로 유지되나 상체를 들어올릴 수록 높이가 변화된다. 정확한 혈역학적 압력을 재기 위해서는 환자가 다른 위치의 자세를 취할 때마다 phlebostatic axis의 높이에 air-fluid interface의 위치를 조절해야 한다. (From Bridges EJ, Woods SL. Pulmonary artery pressure measurement: state of the art. Heart Lung. 1993;22[2]:101.)

**(B)** 우측위의 경우에는, 기준점을 4번째 늑간극(4th intercostalspace)과 흉골중앙선(midsternum)이 만나는 점에 맞춘다.

**(C)** 좌측위의 경우, 기준점을 4번째 늑간극과 흉골의 좌측 경계부위가 만나는 곳에 맞춘다. (From Keckeisen M, Chulay M, Gawlinski A, eds. Pulmonary artery pressure monitoring. In:Hemodynamic Monitoring Series. AlisoViejo,CA:AACN;1998:12.)

## 4.12 Assessing Damping Concepts from Square Wave Test

사각 파형 검사를 통한 진폭 개념을 사정

| 사각파형검사(Square Wave Test) | 임상효과(Clinical Effect) | 중재(Corrective Action) |
| --- | --- | --- |
| 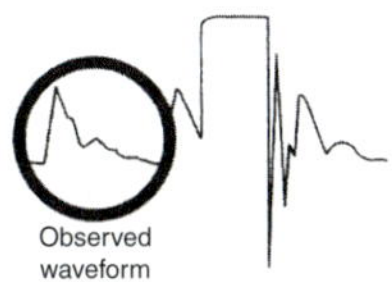 <br>Optimally damped system. 지속적인 flush system을 빠르게 flush하고 멈추면 급격한 상승파가 최고점에서 편평한 일직선을 그리며 멈춘다. 0.12초 내에 한두번 진동(oscillation)을 이룬 후 기저선(baseline)으로 돌아온다. 환자에서 볼 수 있는 중복절흔(dicrotic notch)과 같은 동맥 파형이 뚜렷이 나타난다. 중재: 감시장치에서 더 이상의 조절은 필요하지 않다.<br>(Reprinted from Darovic GO, Vanriper S, Vanriper J. Fluid-filled monitoring systems. In Darovic Go, ed. Hemodynamic Monitoring: Invasive and Noninvasive Clinical Application. 3rded.Philadelphia,PA:WBSaunders Co;1995:161–162.UsedwithpermissionfromElsevier.)system) | 정확한 파형과 압력을 생성한다. | 필요하지 않다. |

| 사각파형검사(Square Wave Test) | 임상효과(Clinical Effect) | 중재(Corrective Action) |
|---|---|---|
| 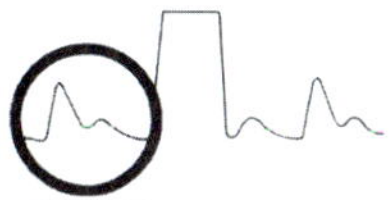 <br>Overdamped system. 사각파형의 upstroke가 약간 느려지는 그림을 보인다. 빠른 flush 후에 파형이 기저.선 아래로 연장되지 않으며 울림이 없다. 환자에게 나타나는 이러한 파형은 수축기압이 감소되고 이완기압이 증가된 것처럼 보이며 중복절흔(dicrotic notch)이 감소되거나 보이지 않는다. 중재: 이 문제를 교정하기 위해서는, (1) Blood clot이 있는지, 혈액채취 후 카테터 내에 혈액이 남아 있는지, 카테터 끝에서부터 변환기 사이에 공기방울이 있는지 확인하고 필요시 이를 제거한다. (2) Low compliance (rigid), 짧은 (3~4 feet 미만의) 튜브를 사용한다. (3) 모든 line을 조심스럽게 연결한다. (4) Line이 꼬였는지 확인한다.<br>(Reprinted from Darovic GO, Vanriper S, Vanriper J. Fluid-filled monitoring systems. In Darovic Go, ed. Hemodynamic Monitoring: Invasive and Noninvasive Clinical Application. 3rded.Philadelphia,PA:WBSaunders Co;1995:161-162.Usedwithpermission.)ystem). | 잘못된 낮은 수축기압과 높은 이완기압의 수치가 생성된다. | 튜브와 카테터 내에 공기, 혈액이 있는지 꼬이거나 느슨하게 되어 있는지 시스템을 점검한다. 튜브가 더 길게 연결되지 않도록 확인한다. |

## 4.12 • Assessing Damping Concepts from Square Wave Test(사각 파형 검사를 통한 진폭 개념을 사정) -계속

| 사각파형검사(Square Wave Test) | 임상효과(Clinical Effect) | 중재(Corrective Action) |
| --- | --- | --- |
| 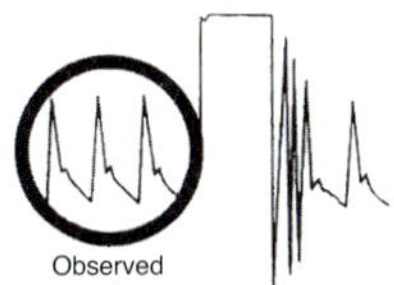<br>Underdamped system. 빠른 flush 후에 기저선 위 아래로 여러 형태의 진동(oscillation)이 보인다. 나타나는 파형은 잘못된 높은 수축기압(overshoot), 낮은 이완기압을 보이며 ringing artifact가 나타난다. 중재: 이를 해결하기 위해 수액 체계 내의 모든 공기를 제거하고 직경이 크고 짧은 튜브를 사용하고 damping device를 사용한다.<br>(Reprinted from Darovic GO, Vanriper S, Vanriper J. Fluid-filled monitoring systems. In Darovic Go, ed. Hemodynamic Monitoring: Invasive and Noninvasive Clinical Application. 3rded.Philadelphia,PA:WBSaunders Co;1995:161-162.UsedwithpermissionfromElsevier.)ystem). | 잘못된 높은 수축기압과 낮은 이완기압의 수치를 생성한다. | 불필요한 튜브와 stopcock을 빼 버린다. Damping device를 추가한다. |

## 4.13 · Pressure Waveforms Observed During Pulmonary Artery Catheter Insertion

폐동맥관 삽입 시 관찰되는 압력 파형

| 부위(Location) | | 압력 파형(Pressure Waveform) | 정상압력(Normal Pressures) |
|---|---|---|---|
| Right atrium | 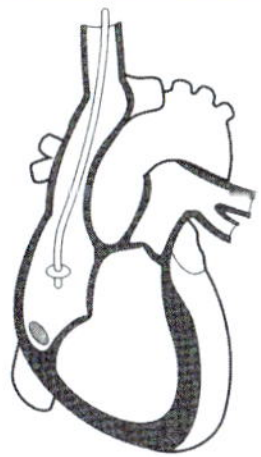 | 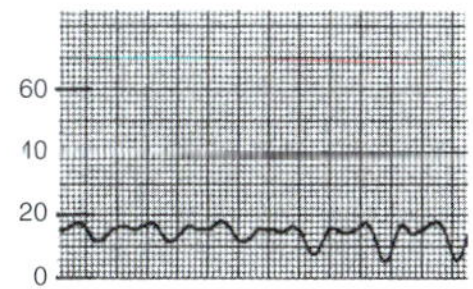 | 2~8mmHg |
| Right ventricle | 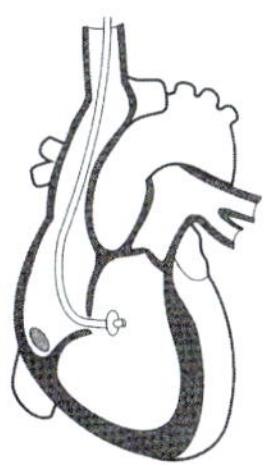 | 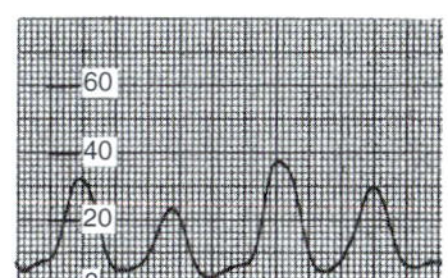 | Systolic, 20~30mmHg<br>Diastolic, 0~5mmHg |

## 4.12 • Pressure Waveforms Observed During Pulmonary Artery Catheter Insertion(폐동맥만 삽입 시 관찰되는 압력 파형) -계속

| 부위(Location) | | 압력 파형(Pressure Waveform) | 정상압력(Normal Pressures) |
|---|---|---|---|
| Pulmonary artery | 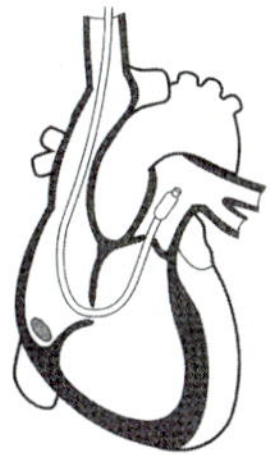 | 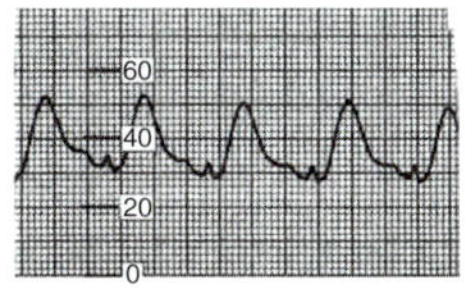  | Systolic, 20~30mmHg<br>Diastolic, 10~15mmHg |
| Pulmonary artery wedge | 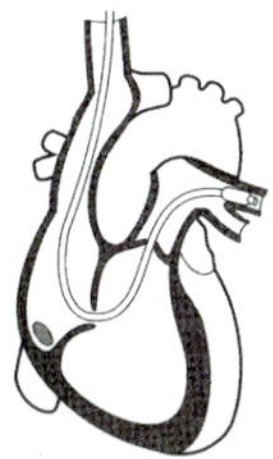 | 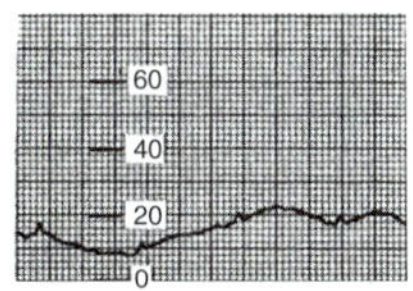  | 8~12mmHg |

With permission from: Boggs R, Wooldridge-King M. AACN Procedure Manual. 3rded.Philadelphia,PA:WBSaunders;1993:308,324,326,334

## 4.14 · Pulmonary Artery Waveform and Components

폐동맥 파형과 구성

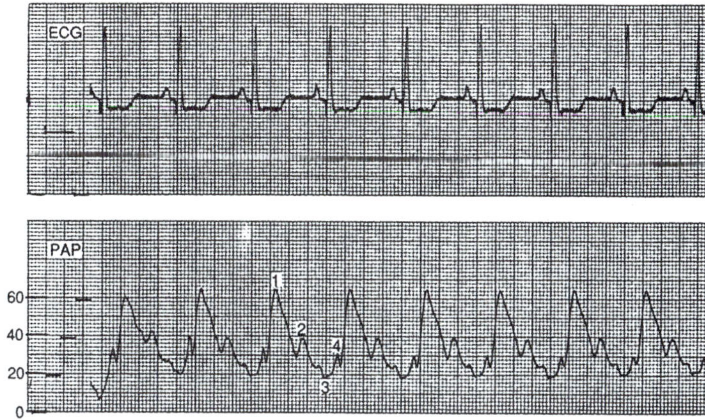


1. PA systole; 2, dichrotic notch; 3, PA end diastole; 4, anacrotic notch of PA valve opening. (From: Boggs R, Wooldridge-King M. AACN Procedure Manual for Critical Care, 3rded.Philadelphia,PA:WB Saunders;1993:316)

## 4.15 • Effects of a Mechanical Ventilator Breath on PA Waveform

폐동맥 파형에서 기계적 환기 호흡의 영향

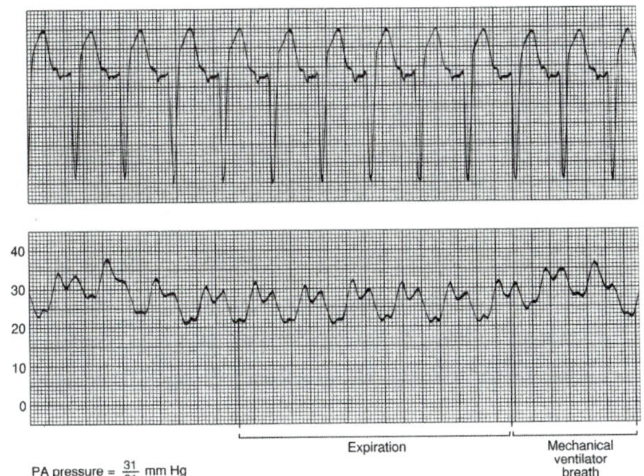


(From: Ahrens TS. Hemodynamic Waveform Recognition. Philadelphia, PA: WB Saunders; 1993:92.)

## 4.16 • Reading End Expiration Before a Spontaneous Breath

자발호흡전에 호기말 판독

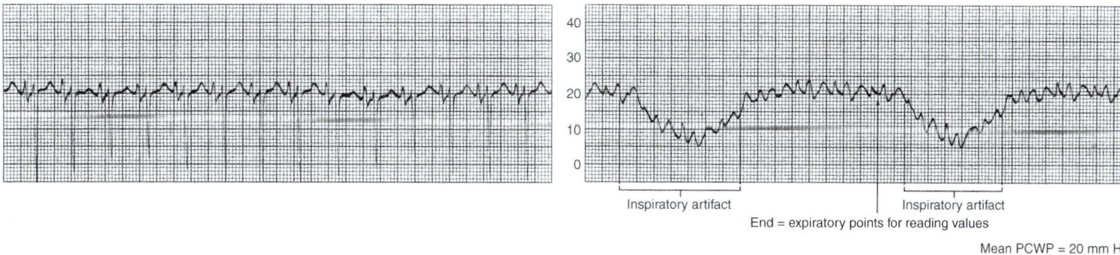


(From: Ahrens TS, Taylor L: Hemodynamic Waveform Analysis. Philadelphia, PA: WB Saunders; 1992:170.)

## 4.17 Evidence-Based Practice: Pulmonary Artery Pressure Management

근거 중심 실무 : 폐동맥압 측정

- 매 근무조마다 근무를 시작할 때 사각파형검사를 실시하여 변환기-환자 접속기(transducer-patient interface)의 정확성을 확인한다.[a,b]
- 폐동맥압/우심방압(중심정맥압)/폐동맥쐐기압을 재기 전에 환자에게 앙와위를 취한다. 침대 머리는 0°에서 60°의 각도를 이루게 한다.[a,b]
- 폐동맥압/우심방압/폐동맥쐐기압을 측정하기 전에 앙와위 자세에서 환자의 phlebostatic axis(4th ICS 1/2 AP diameter of the chest)로 transcucer air-fluid interface의 위치를 조절한다.
- 호기말에 나타나는 그래픽을 보고 폐동맥압/우심방압/폐동맥쐐기압을 기록한다.[a,b]
- 적절한 폐동맥압/우심방압/폐동맥쐐기압을 구하기 위해 동시에 나타나는 ECG를 이용한다.[a,b]
- 폐동맥 카테터는 숙련된 간호사에 의해 안전하게 빼내고 제거될 수 있다.[a,b]

Data from: [a]AmericanAssociationofCritical-CareNurses(2004);[b]Keckeisen(1998).

## 4.18 · Problems Encountered with Pulmonary Artery Catheters

폐동맥카테터로 인한 문제

| 문제 | 원인 | 예방 | 중재 |
| --- | --- | --- | --- |
| 삽입 부위의 정맥염 또는 국소염증 | 기계적 자극 또는 오염 | 삽입 전에 피부를 적합하게 준비한다. 삽입하는 과정과 소독을 하는 동안에 무균술을 사용한다. Teflon으로 코팅된 유도자(introducer)를 사용한다. 수액백, 변환기, 마개, 연결튜브는 매 72시간마다 교환한다. 카테터를 제거하거나 삽입부위를 바꾼다. | 카테터를 제거한다.<br>더운 찜질을 적용한다.<br>필요시 진통제를 준다. |
| 심실자극흥분성 (ventricular irritability) | 우심방안에서의 카테터의 과도한 회전(looping) | 삽입 부위에서 카테터를 주의해서 고정하고, X-ray를 확인한다. | 의사를 불러 카테터의 위치를 재조정하여 loop를 제거한다. |
| | 폐동맥으로부터 우심실로의 카테터의 이동 | 우측 또는 좌측 주폐동맥에 카테터를 위치시킨다. | 풍선을 부풀려 카테터가 혈행을 따라 폐동맥으로 진입할 수 있도록 한다. |
| | 카테터가 들어가는 동안 심장내막 자극 | 카테터를 넣는 동안 풍선이 부풀려진 상태를 유지하고 천천히 삽입한다. | |

## 4.18 • Problems Encountered with Pulmonary Artery Catheters(폐동맥카테터로 인한 문제) - 계속

| 문제 | 원인 | 예방 | 중재 |
| --- | --- | --- | --- |
| 풍선의 공기를 뺀 상태에서 쐐기압이 나타났을 때 | 카테터가 혈액의 흐름에 의해 더 들어갔거나, 우심실에 과하게 회전(loop)되었거나 삽입부위에서 카테터가 불충분하게 봉합되었을 때 | X-ray나 투시검사(fluoroscopy)로 카테터의 끝을 확인하여 우측이나 좌측의 주폐동맥에 카테터를 위치시킨다. 주의해서 삽입부위의 카테터를 고정한다. | 만약 카테터가 틈사이로 들어가 끼어 있다면(wedged), 혈액을 뽑아 본다. 이때의 혈액은 동맥혈화되어 있을 것이며, 채취하기 어려울 것이다.<br>카테터가 틈사이에 끼어 들어갔다면, 의사를 불러 폐동맥 파형이 나타날 때까지 카테터를 천천히 빼낸다. 그렇지 않은 경우는, clot이 부분적으로 카테터의 끝을 부분적으로 막아서 폐동맥쐐기압의 파형과 비슷한 진동을 야기할 가능성이 있으므로 카테터에서 천천히 혈액을 뽑아보다가 식염수를 flush한다. |

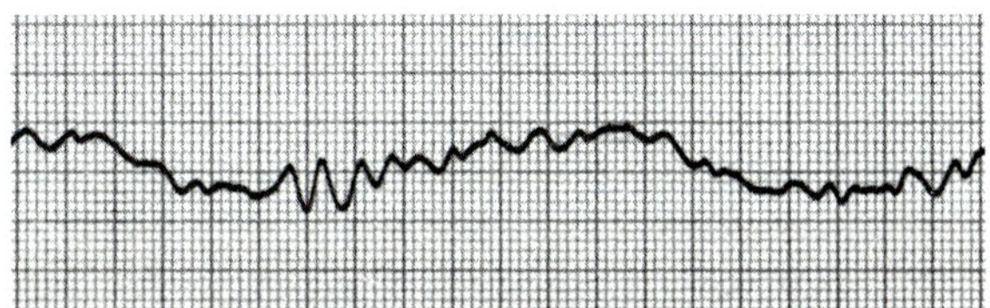

| 문제 | 원인 | 예방 | 중재 |
|---|---|---|---|
| 폐출혈 또는 폐경색, 또는 두 경우 모두 | 카테터의 끝의 근위 이동, 카테터의 wedging이 지속적이거나 지연된 경우 | 삽입 후에 X-ray를 바로 확인한다. 풍선의 공기를 빼서 유지한다. Wedging이 저절로 일어난다면 의사를 불러 폐동맥에 카테터를 잡아당겨서 뺀다. Wedging이 일어난 경우에는 카테터를 flush하지 않는다. | (수동으로) 풍선의 공기를 뺀다.<br>(카테터 끝이 아래로 가도록) 환자를 측위로 둔다. 항응고요법을 중지한다.<br>Wedge 혈관조영상(angiogram)을 고려해 본다. |
| | 쐐기압을 재는 동안 과하게 풍선이 부풀려졌을 때 | 폐동맥쐐기압의 파형을 구할 때 충분한 공기를 천천히 주입하여 풍선을 부풀린다. | |
| | 풍선의 공기를 빼는 데 실패했을 때 | 7-Fr 카테터는 1.25~1.5mL 이상의 공기를 주입하지 않는다. | |

## 4.18 Problems Encountered with Pulmonary Artery Catheters(폐동맥카테터로 인한 문제) - 계속

| 문제 | 원인 | 예방 | 중재 |
|---|---|---|---|
| "Overwedging" 또는 damped PAW | 풍선의 과팽창 | 저항이 느껴질 때는 풍선을 더이상 부풀리지 않는다. 폐동맥쐐기압을 구하기 위해 충분한 공기를 주입하면서 파형을 관찰한다.<br>7-Fr의 카테터에 1.25~1.5mL 이상의 공기를 주입하지 않는다. | 공기를 빼고 폐동맥쐐기압을 구하기 위해 천천히 적절한 공기를 주입한다. |
| | 풍선의 편심팽창 (eccentric inflation) | 삽입 전에 풍선의 팽창된 모양을 확인한다. | |

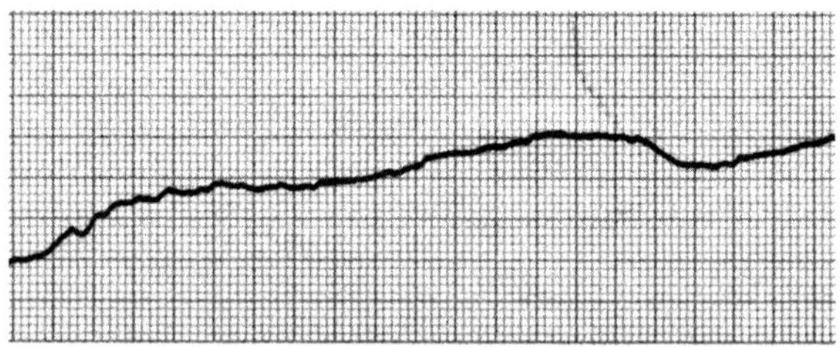

| 문제 | 원인 | 예방 | 중재 |
|---|---|---|---|
| PA 풍선 파열 | 풍선의 과팽창<br>풍선의 잦은 팽창<br>주사기로 공기 제거 시 풍선벽의 손상 | 폐동맥쐐기압(PAW pressure)을 측정할 수 있을 만큼의 공기만을 서서히 주입한다.<br>폐동맥쐐기압과 좌심실이완기말압(LVEDP)을 반영하는 폐동맥이완기압(PAD)을 모니터링 한다.<br>풍선에서 공기가 수동적으로 빠져나오게 한다.<br>풍선을 팽창시킨 후에 주사기를 제거한다. | 더 많은 공기가 주입되는 것을 막기 위해 주사기를 제거한다.<br>폐동맥이완기압(PAD)을 관찰한다. |
| 감염 | 비멸균상태의 삽입술 | 무균술을 적용한다.<br>멸균 catheter sleeve를 사용한다. | 카테터를 제거한다.<br>항생제를 사용한다. |
| | 피부를 통한 감염 | 효과적인 소독제(chlorhexidine)를 사용해 피부준비를 한다<br>3일 후 카테터 삽입의 필요성을 재사정한다.<br>내경정맥으로의 삽입을 피한다. | |

## 4.18 • Problems Encountered with Pulmonary Artery Catheters(폐동맥카테터로 인한 문제) - 계속

| 문제 | 원인 | 예방 | 중재 |
| --- | --- | --- | --- |
| 감염 | stopcock 포트나 카테터 입구(hub)를 통한 오염 | 개방성 시스템보다 폐쇄적 시스템을 사용한다.<br>모든 stopcock 포트에 멸균된 끝이 막힌 마개를 사용한다.<br>72시간 마다 튜브와 flush용 변환기와 flush용 수액을 교환한다.<br>포도당이 함유된 flush용 수액을 사용하지 않는다. | |
| | 금이 간 변환기 막을 통한 수액 감염 | 변환기가 금이 갔는지 관찰한다.<br>72시간마다 변환기를 교환한다.<br>포도당이 함유된 flush용 수액을 사용하지 않는다. | |

## 4.18 • Problems Encountered with Pulmonary Artery Catheters(폐동맥카테터로 인한 문제) – 계속

| 문제 | 원인 | 예방 | 중재 |
|---|---|---|---|
| 감염 | 장기간 삽입된 카테터 | 국소적인 감염 징후와 함께 분명한 원인 없는 감염이 있을 시 카테터 및 삽입 위치를 변경한다(배양검사를 한다).<br>임상적으로 가능한 빨리 카테터를 제기한다.<br>카테터를 삽입하는 동안 풍선을 팽창시킨 상태로 신속하게 삽입한다. | |
| 카테터 삽입 시 심장 차단 (heart block) | 좌각차단(LBBB)을 가지고 있는 환자에서 His bundle의 기계적 자극 | 폐동맥 카테터 삽입 전에 경정맥 심박조율카테터(transvenous pacing catheter)를 삽입한다. | 일시적 심박 조율기나 심박조율용 wire가 있는 부유 카테터(flotation catheter) 를 사용한다. |

약어 : PA, Pulmonary artery, PAW, pulmonary artery wedge, RV, right ventricle:

개작: Daily E, Schroeder J. Techniques in Bedside Hemodynamic Monitoring. 5th ed. St. Louis, MO: CV Mosby: 1994:134~135

## 4.19 • Inaccurate Pulmonary Artery Pressure Measurements

부정확한 폐동맥압 측정

| 문제 | 원인 | 예방 | 중재 |
|---|---|---|---|
| 파형의 감폭 (damped wave)과 부정확한 압력 | 카테터 끝의 부분적 응고 | flush bag의 압력을 적절하게 유지한다<br>혈액 채취 후 충분한 양으로 세척(flush)한다. | 흡인 후 flush용 카테터를 빠르게 세척한다.<br>(카테터가 PAW에 위치하지 않은 경우) |
| | 카테터 끝이 혈관 벽쪽으로 이동 | 좀더 안정적인 카테터의 위치를 확보한다. | 카테터의 위치 조정을 위해 의사를 호출한다. |
| | 카테터의 꼬임 | 삽입부위에서 카테터의 움직임을 제한한다. | 카테터를 똑바로 펴기 위해 재조정한다.<br>카테터를 교체한다. |

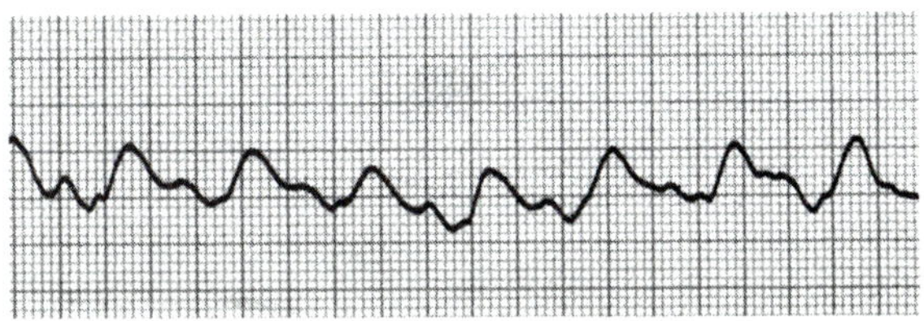

| 문제 | 원인 | 예방 | 중재 |
|---|---|---|---|
| 비정상적으로 낮은 압력이나 음압 | 부정확한 기준선 (중간 가슴선 위) | 변환기포트를 중간가슴수준에 위치하도록 한다: 환자의 자세 변경 후 다시 영점화 한다. | 변환기 높이를 재측정하고 중앙 가슴선으로 재위치시킨다.: 다시 영점화한다. |
| | 모니터의 부정확한 영점화와 보정(calibration) | 모니터를 적절히 영점화하고 보정한다. Luer-Lock stopcocks 사용 | 모니터의 영점화와 보정을 재확인한다. |
| | 연결부위의 헐거움 | Luer-Lock stopcocks 사용 | 모든 연결부위 확인 |
| 비정상적으로 높은 압력 | Stopcock의 부적절한 위치로 인한 압력 증가 | 두 가지 압력을 한 개의 변환기로 측정하는 경우 정확한 순서대로 stopcocks를 돌린다. | IV 수액으로 변환기를 말끔히 세척한다: 다시 영점화하고 transducer stopcocks을 적절한 순서대로 돌린다. |
| | 부정확한 기준선 (중간 가슴선 아래) | 변환기포트를 중간가슴수준에 위치하도록 한다: 환자의 자세 변경 후 다시 영점화 한다. | 변환기의 기준선을 확인 한다: 중앙 가슴선으로 재조정하여 다시 영점화한다. |
| 부적절한 압력 파형 | 카테터 끝의 이동 (예: PA 대신 RV나 PAW 내 위치) | 처음 카테터 삽입 시 최적의 위치를 신중히 결정한다. 삽입 부위에 카테터를 고정하고 환자의 피부에 테이프를 붙인다. | 파형을 확인한다. : 만약 우심실 파형이면 의사를 불러 카테터의 위치를 조정한다. 위치를 조정한 후 X-ray나 형광투시법을 이용해 위치를 확인한다. |

## 4.19 • Inaccurate Pulmonary Artery Pressure Measurements(부정확한 폐동맥압 측정) - 계속

| 문제 | 원인 | 예방 | 중재 |
|---|---|---|---|
| 압력이 체크되지 않을 때 | 변환기가 카테터쪽으로 열려 있지 않은 경우 증폭기(amplifiers)가 보정, 영점화, 혹은 off 상태에 있음. | 압력 측정을 위한 체계적인 정규 절차를 따른다. | 시스템과 stopcocks 을 확인한다. |
| 잡음이나 흔들리는 압력파형 (noise or fling ) | 과도한 카테터의 움직임, 특히 PA 내. | 과도하게 긴 카테터는 피한다. | 카테터 끝의 위치를 조정한다. |
| | 너무 긴 튜브 길이 | 가능한 짧은 튜브를 사용한다. (90~120cm 이하) | 불필요한 튜브를 제거한다. |
| | 너무 많은 stopcocks | 최소한의 stopcocks를 사용한다. | 불필요한 stopcock을 제거한다. |

약어 : PA, Pulmonary artery, PAW, pulmonary artery wedge, RV, right ventricle:

개작: Daily E, Schroeder J. Techniques in Bedside Hemodynamic Monitoring. 5th ed. St. Louis, MO: CV Mosby: 1994:137

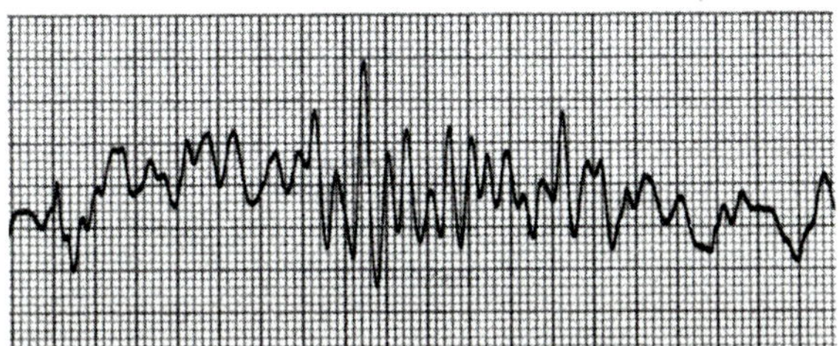

## 4.20 · Troubleshooting Problems with Thermodilution Cardiac Output Measurement

열희석 심박출량 측정의 문제해결

| 문제 | 원인 | 중재 |
|---|---|---|
| 예상보다 낮은 심박출량 | 계산된 양보다 더 많은 양을 주입한 경우 | 사용되는 계산 상수에 해당하는 정확한 양을 주입한다.<br>근위 또는 원위부 주입구를 통한 급속한 주입을 피한다. |
| | 카테터의 끝이 우심실(RV)이나 우심방(RA)에 있는 경우 | Distal lumen에서 파형을 확인한다. 카테터를 재위치시킨다. |
| | 모니터에 잘못된 변수를 입력한 경우 | 확인 후 정확한 값을 입력한다(신장, 체중). |
| | 좌우션트가 있는 경우(심실 중격 결손증) | RA와 PA의 산소 포화도를 측정한다.<br>다른 심박출량 측정법을 사용한다. |
| | 카테터가 꼬였거나 응고로 인한 thermistor의 부분적 폐쇄 | |
| | 카테터의 결함(근위부와 원위부 내강의 통로) | 카테터 삽입 부위에서 꼬여 있는지 확인한다 : 카테터를 반듯하게 펴고, 카테터를 흡인하고 세척한다. 카테터를 교환한다. |

**4.20** • Troubleshooting Problems with Thermodilution Cardiac Output Measurement(열희석 심박출량 측정의 문제해결) - 계속

| 문제 | 원인 | 중재 |
|---|---|---|
| 예상보다 높은 심박출량 | 계산된 양보다 더 적은 양을 주입한 경우 | 사용되는 계산 상수에 해당하는 정확한 양을 주입한다.<br>주사기의 모든 공기방울을 조심스럽게 제거한다. |
| | 카테터의 끝이 너무 깊게 들어간 경우(PAW) | 원위 내강에서 폐동맥 파형을 확인한다.<br>카테터를 다시 당긴다. |
| | 우심방 포트(RA port)가 sheath 내에 있는 경우 | 카테터를 밀어 넣는다. |
| | 폐동맥(PA) 벽에 thermistor가 부딪힌 경우 | 환자의 체위를 바꾼다.<br>Thermistor를 혈관벽으로 부터 떨어뜨리기 위해 카테터를 돌려준다.<br>카테터의 위치를 바꾼다 |
| | 피브린이 thermistor를 덮고 있는 경우 | a-vDo$_2$를 확인 한다 : 카테터를 교환한다. |
| | 잘못된 변수 | 다시 확인하고 변수를 조정한다(신장, 체중). |
| | 우좌션트가 있는 경우(심실 중격 결손증) | 다른 심박출량 측정법을 사용한다. |
| | 심한 삼첨판 역류 | |
| | 부정확한 온도계 삽입 | 카테터 내에 온도 탐침이 내장된 폐쇄형 주입 시스템을 사용한다.<br>최소한의 주사기 사용<br>주사 중간에 근위부 포트를 통해 정맥주사 주입을 하기 위하여 stopcock을 돌려 놓지 않는다. ; VIP port를 통해 약물을 감량하거나 중단한다.<br>문제의 원인을 파악한다. |

## 4.20 • Troubleshooting Problems with Thermodilution Cardiac Output Measurement(열희석 심박출량 측정의 문제해결) - 계속

| 문제 | 원인 | 중재 |
|---|---|---|
| 심박출량 곡선이 불규칙하게 위로 상승하는 파형 | 심박출량 곡선에 수많은 스파이크를 만드는 자기장 장애 | |
| | 긴 지연시간과 곡선의 상승 | 컴퓨터의 표본 추출 시간을 지연시키기 위해 주입 후 시작 버튼을 누른다. |
| | 고르지 않은 주사 기술 | 부드럽고 빠르게 주사한다. (4초 이내에 10ml 주입) |
| | 혈액 응고로 인한 우심방 포트(RA port)의 부분적 폐쇄 | 심박출량을 측정하기 전에 근위부 포트(proximal port)를 세척하고 난 후 항상 카테터의 개방성 여부를 확인한다. |
| | 카테터가 부분적으로 꺾임 | 삽입부위의 카테터가 꺾여 있는지 확인한다: 카테터를 반듯하게 펴고 환자의 자세를 다시 잡는다. |

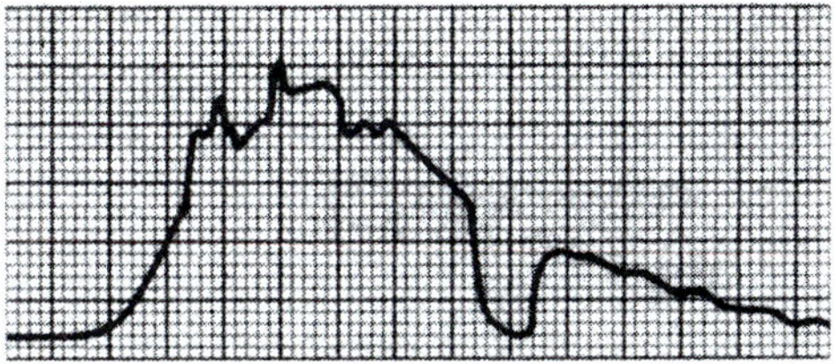

## 4.20 • Troubleshooting Problems with Thermodilution Cardiac Output Measurement(열희석 심박출량 측정의 문제해결) - 계속

| 문제 | 원인 | 중재 |
|---|---|---|
| 심박출량 곡선이 불규칙하게 하강하는 파형 | 심부정맥(심실조기수축, 심방세동 등) | 심박출량을 측정하는 동안 심전도를 확인한다.<br>안정 시에 주입을 시도한다.<br>심박출량 측정의 단위 수치를 증가시킨다. |
| | 카테터 끝의 뚜렷한 이동 | 카테터의 끝을 확인하기 위해 x-ray를 촬영한다.<br>폐동맥 밸브 쪽으로 카테터의 끝을 집어넣는다. |
| | PA의 기준 온도의 뚜렷한 변화 | 신호/잡음의 비율을 높이기 위해 얼음물을 주입한다.<br>심박출량 측정의 단위 수치를 증가시킨다.<br>호흡주기 동안 서로 다른 시간에 주입한다. |
| | 곡선이 조기에 종료됨 | 컴퓨터의 표본 추출 시간을 지연시키기 위해 주입을 완료한 후 시작 버튼을 누른다. |
| | 우좌션트가 있는 경우(right-to-left shunt) | 다른 심박출량 측정법을 사용한다. |

약어 : AV, artrioventricular: CO, cardiac output: CPR, cardiopulmonary resuscitation: ECG, electrocardiogram: IV, intravenous: NSR, normal sinus rhythm: MAT, multifocal atrial tachycardia: PAC, premature artrial contraction, PJC, permature junctional complex: PVC, premature ventricular complexs: VT, ventricular tachycardia

참고 : Daily E, Schroeder J. Techniques in Bedside Hemodynamic Monitoring. 5th ed. St. Louis, MO: CV Mosby: 1994:183-184 Cardiac output waveform: Gardner P. Cardiac output: theory, technique and troubleshooting. In: Underhill SL, Woods E, et al. Cardiac Nursing. 2nd ed. Philadelphia, PA: JB Lippincott: 1989:465

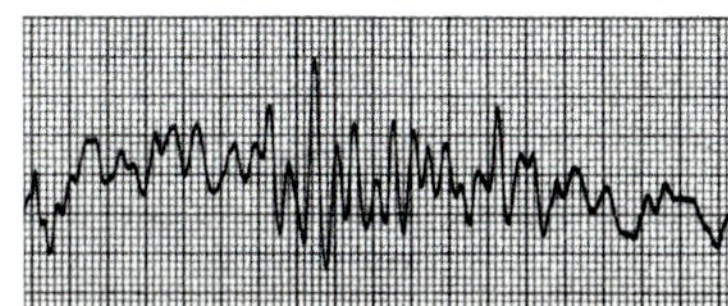

## 4.21 • Common Inotropic Therapies in Treating Abnormal Hemodynamics

비정상적인 혈역학적 문제를 치료하는데 많이 사용되는 강심 약물

| 약물 | 용량 | 작용발현시간 | 경로 |
|---|---|---|---|
| Dobutamine (Dobutrex) | 1~20 mcg/kg/min | 1~2분 | 정맥주사 |
| Dopamine (Intropin) | 2~10 mcg/kg/min | 1~2분 | 정맥주사 |
| Milrinone (Primacor) | 부하량(Loading) 0.75 mg/kg,<br>그 후 5~10 mcg/kg/min | 5분 이내 | 정맥주사 |
| Dogoxin (Lanoxin)<br>(일반적으로 급성좌심실 부전에는 사용하지 않는다) | 초기에 0.5 mg, 이후에 기대되는 효과가 나타날 때까지 6시간마다 0.25 mg,<br>그 후 매일 0.15~0.25 mg | 1~2시간 | 정맥주사 |

## 4.22 • Common Preload Reducers for Abnormal Hemodynamics

비정상적인 혈역학적 문제에 많이 사용되는 전부하 감소 약물

| 약물(Drug) | 용량(Dosage) | 작용발현시간(Onset of Action) | 경로(Route) |
|---|---|---|---|
| **이뇨제(Diuretic Agent)** | | | |
| Furosemide (Lasix) | 20 mg or higher | 5분 이내 | 정맥주사/경구 |
| Bumetanide (Bumex) | 0.5~10 mg/day | 5분 이내 | 정맥주사/경구 |
| Ethacrynic Acid (Edecrin) | 50~100 mg/day | 5분 이내 | 정맥주사/경구 |
| Chlorothiazide (Diuril) | 500~2000 mg/day | 1~2 시간 | 정맥주사/경구 |
| Metolazone (Zaroxolyn) | 2.5~20 mg/day | 1시간 | 경구 |
| Mannitol (Osmitrol) | 12.5~200 g/day | 5분 이내 | 정맥주사 |
| **혈관확장제(Vasodilating agents)** | | | |
| Dopamine (Intropin) | 1~2 mcg/kg/min | 5분 이내 | 정맥주사 |
| Nitroglycerine (Tridil, Nitrostat IV) | 5~400 mcg | 1~2 분 | 정맥주사 |

## 4.23 • Common Afterload Reducing Agents

후부하를 감소시키기 위해 많이 사용되는 약제

| 약물 | 용량 | 작용발현시간 | 경로 |
|---|---|---|---|
| **평활근 이완제와 Alpha 저해제(Smooth Muscle Relaxants and Alpha Inhibitors)** | | | |
| Nitroprusside (Nipride) | 0.5~10 mcg/kg/min | 1~2분 | 정맥주사 |
| Notroglycerine (Tridil, Nitrostat IV) | 5~400 mcg | 1~2분 | 정맥주사 |
| Diazoxide (Hyperstat IV) | 50~150 mg | 1~2분 | 정맥주사 |
| Hydralazine (Aprssoline) | 10~40 mg | 10~20분 | 정맥주사/근육주사 |
| Methyldopa (Aldomet) | 250 mg~1 g | 2시간 | 정맥주사 |
| Trimethalone (Arfonad) | 3~6 mg/min | 1~2분 | 정맥주사 |
| Phentolamine (Regitine) | 0.1~2 mg/min | 1분 이내 | 정맥주사 |
| **Vasodilating agents** | | | |
| Captopril (Capoten) | 25~400 mg/day in 2~3 doses | 15~30분 | 경구 |
| Enalapril/Eanlaprilat (Vasotec/Vasotec IV) | 2.5~4.0 mg/day | 15분 | 경구/정맥주사 |
| Lisinopril (Zestril) | 10~40 mg/day | 1시간 | 경구 |

Section

# RESPIRATORY CONCEPTS

## 호흡기계 개념

## 5.1 • Normal chest X-ray

정상흉부 X-ray

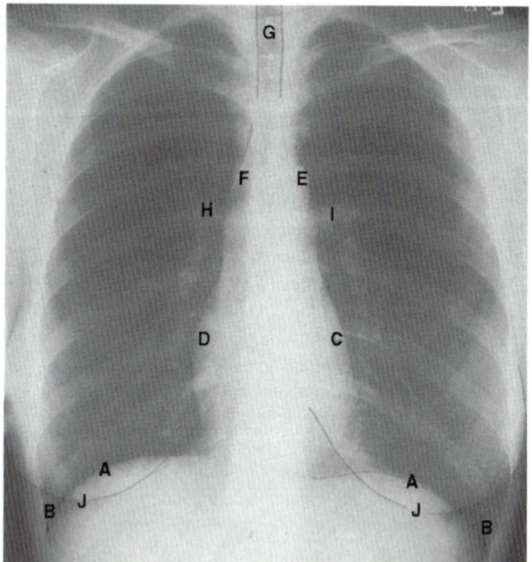


**28세 여자 환자의 정상 흉부 X-ray 사진.** X-ray에서 볼 수 있는 해부학적 구조들 (A) 횡격막 (B) 늑골횡격막각 (C) 좌심실 (D) 우심방 (E) 대동맥궁 (F) 상대정맥 (G) 기관 (H) 우측 기관지(우측 폐문) (I) 좌측 기관지(좌측 폐문) (J) 가슴음영

## 5.2 • Mediastinal structure Visible on a chest X-ray

흉부 X-ray의 종격동 구조

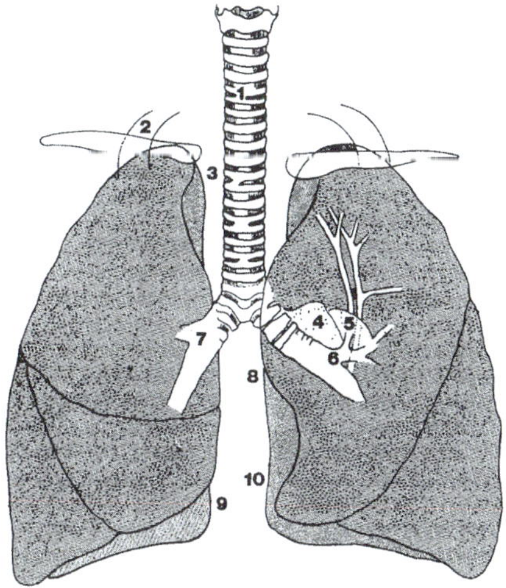


(1) 기관 (2) 우측쇄골 (3) 상대정맥 (4) Aortic knob (5) 폐동맥 (6) 좌측 기관지
(7) 우측 기관지 (8) 좌심방 (9) 우심방 (10) 좌심실

## 5.3 • Chest X-ray of COPD

만성폐쇄성 폐질환의 흉부 X-ray

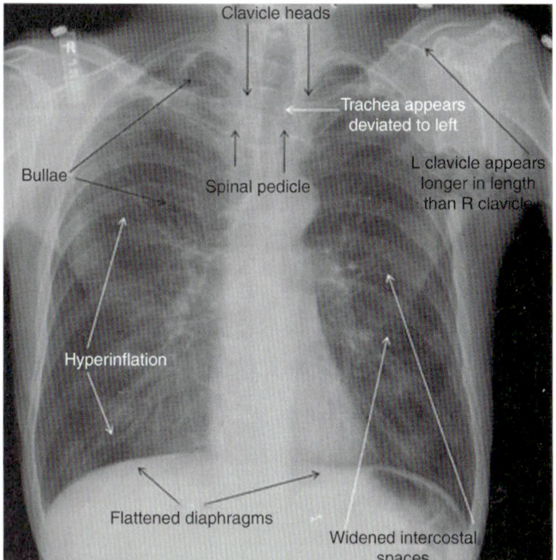


만성 폐쇄성 폐질환, 편평해진 횡격막, 과팽창, 넓어진 늑간격, 폐첨부 공동, 흉곽 이동(chest rotation)

## 5.4 • Chest X-ray of Pneumothorax

기흉의 흉부 X-ray

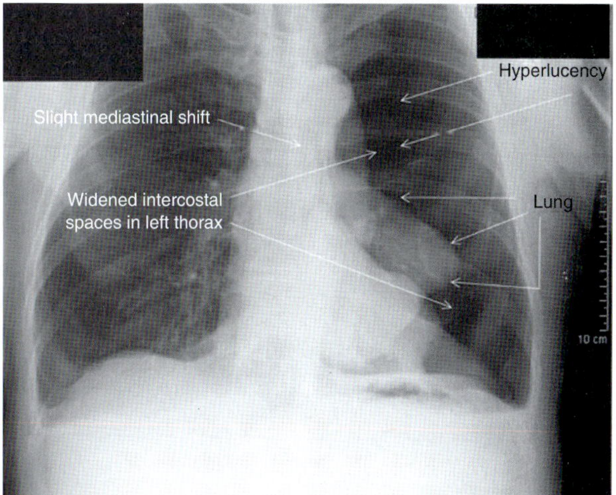


좌측 폐기흉, 증가된 음영(hyperlucency), 넓어진 늑간격

## 5.5 · Chest X-ray of Right Lower Lobe Pneumonia

우측하부엽 폐렴의 흉부 X-ray

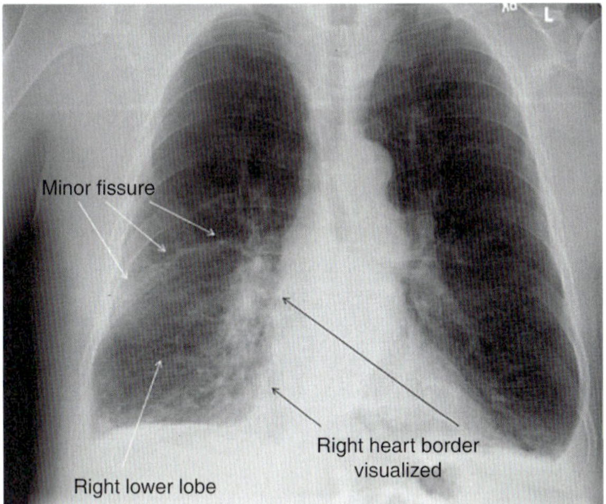


작은 균열을 볼 수 있는 우측하부엽의 폐렴

## 5.6 Chest X-ray of Showing Carina and Right Bronchus

Carina와 우기관지를 보여주는 흉부 X-Ray

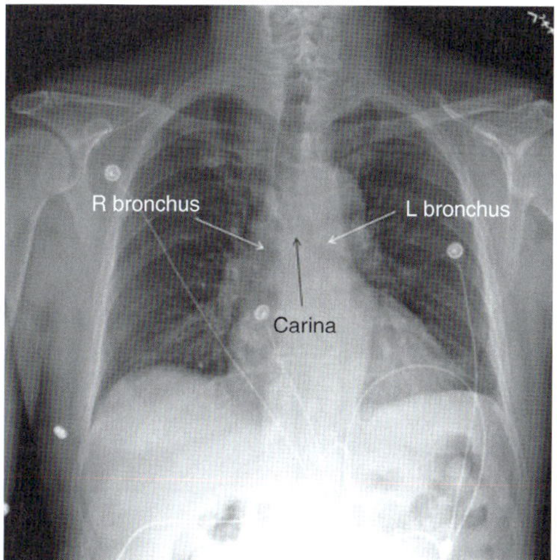


Carina와 우기관지

## 5.7 • Chest X-ray with PA Catheter, ET Tube, Chest Tube

폐동맥 카테터, 기관 내관, 흉관을 보여주는 흉부 X-Ray

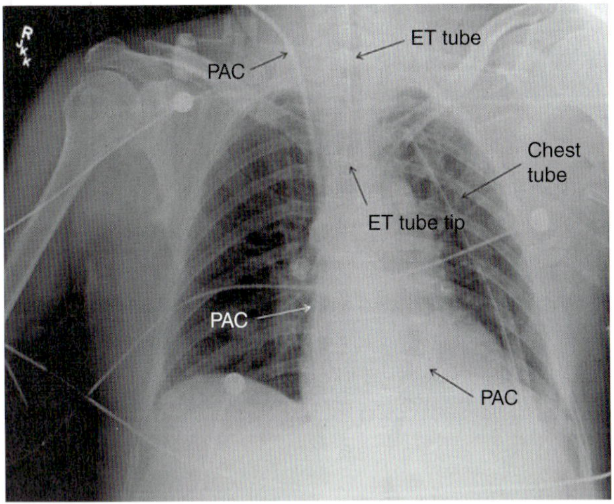


폐동맥 카테터, 기관 내관, 왼쪽 흉관

# 5.8 Acid-Base Abnormalities

산-염기 불균형

| 산-염기 비정상 | 초기 동맥혈가스 비정상 | | | 보상이 이루어진 동맥혈가스 변화 | |
|---|---|---|---|---|---|
| | pH | $Paco_2$ | $HCO_3^-$ | 호흡($Paco_2$) | 대사($HCO_3^-$) |
| **알칼리혈증(Alkalemia)** | | | | | |
| 내사 | ↑ | | ↑ | ↑ | |
| 호흡 | ↑ | ↓ | | | ↓ |
| **산혈증(Acidemia)** | | | | | |
| 대사 | ↓ | | ↓ | ↓ | |
| 호흡 | ↓ | ↑ | | | ↑ |

## 5.9 · Indications for Mechanical ventilation

기계 환기의 지표

| 기본적인 신체 장애 | 최고의 이용가능 지표 | 정상범위 | 인공호흡기적용 평가 지표 |
|---|---|---|---|
| 불충분한 폐포환기 (급성 환기부전) | $Paco_2$, mmHg | 36~44 | 정상 또는 환자의 기본수치보다 급격한 증가 |
| | 동맥혈 pH | 7.36~7.44 | < 7.25~7.30 |
| 저산소증(급성산소부전) | Alveolar-to-arterial $Po_2$ gradient | 25~65 | > 350 |
| | Intrapulmonary right-to left shunt fraction percentage | < 5 | > 20~25 |
| | $Pao_2/Fio_2$, mm Hg | 350~400 | < 200 |
| 불충분한 폐확장 | 일회용적, mL/kg | 5~8 | < 4~5 |
| | 폐활량 | 60~75 | < 10 |
| | 호흡수, 분당 호흡수(성인) | 12~20 | > 35 |
| 불충분한 호흡근의 힘 | 최고흡기압, $cmH_2O$ | −80 ~ −100 | ≥ −20 |
| | 최고환기량, L/min | 120~180 | < 2 X 휴식시 환기요구량 |

## 5.9 • 기계 환기의 지표 (계속)

| 기본적인 신체 장애 | 최고의 이용가능 지표 | 정상범위 | 인공호흡기적용 평가 지표 |
|---|---|---|---|
| 호흡시 과도한 작업 | 폐활량, mL/kg | 60~75 | < 10~15 |
| | 정상 $Paco_2$ 유지를 위해 필요한 분당 환기량, L/min | 5~10 | > 15~20 |
| | 비강에서 폐포까지의 비율, % | 0.25~0.40 | > 0.60 |
| | 호흡수, 분당 호흡수(성인) | 12~20 | > 35 |
| 불안정한 인공호흡기 작용 | 호흡양상; 임상 설정 | | |

From: Luce J, Pierson D, eds. Critical Care Medicine. Philadelphia: WB Saunders; 1988:219.

## 5.10 • Pulmonary Specific Wean Criteria Thresholds

| Traditional Weaning Criteria | Integrated Weaning Criteria |
|---|---|
| • 흡기음압(NIP) $\le$ −20cm$H_2O$<br>• 호기양압(PEP) $\ge$ +30cm$H_2O$<br>• 자발적 호흡용적($SV_T$) $\ge$ 5mL/kg<br>• 폐활량(VC) $\ge$ 15mL/kg<br>• 산소의 농도($Fio_2$) $\le$ 50%<br>• 분당 환기량(MV) $\le$ 10L/min | • 빠르고 얕은 호흡지수 또는 분당호흡용적의 빈도 ($fx/V_t$) $\le$ 105 |

# 5.11 • Burns' Wean Assessment Program(BWAP)[a]

## I. 일반적 사정

| 예 | 아니오 | 사정 불가능 | |
|---|---|---|---|
| | | | 1. 혈역학적으로 안정적인가(맥박, 심박출량)? |
| | | | 2. 대사율의 증감에 자유로운가(경련, 체온, 패혈증, 박테리아혈증, 갑상선기능 저하/항진증)? |
| | | | 3. Hematocrit > 25% (또는 기준치)? |
| | | | 4. 전신에 수분공급은 충분한가(몸무게가 기준치에 가까운지, 섭취량과 배설량은 균형을 이루는지)? |
| | | | 5. 영양상태는(albumin > 2.5, 비경구, 경장식이는 충분한지)? *만약 albumin이 낮고 전신부종 또는 제3의 공간으로 체액손실이 있다면 수분공급을 위한 점수는 "no". |
| | | | 6. 생화학은 정상범위안에 있는가($Ca^{++}$, $Mg^{+}$, $PO_4$)? *albumin level을 위해 $Ca^{++}$을 교정한다. |
| | | | 7. 통증은 조절되는가(주관적 판단)? |
| | | | 8. 수면과 휴식은 충분한가(주관적 판단)? |
| | | | 9. 불안과 신경과민의 수준은 적절한가(주관적 판단)? |
| | | | 10. 장문제는(설사, 변비, 장폐색) 없는가? |
| | | | 11. 체력과 내구성은 향상되는가(예: 의자에서 침대로, 활동프로그램의 진행)? |
| | | | 12. 흉부 X-ray는 좋아지는가? |

## 5.11 Burns' Wean Assessment Program(BWAP)[a] (계속)

### II. 호흡기계 사정

예　　아니오　　사정 불가능

Gas Flow and Work of Breathing

예　　아니오　　사정 불가능

13. 정상 호흡수와 양상인가(자발적 호흡수 <25, 호흡곤란 없고, 보조근육의 사용이 없는지)?
14. 부잡음의 결손(나음, 수포음, 천명)이 있는가?
15. 분비물이 묽고 최소량인가?
16. 신경근 질환/기형의 결손이 있는가?
17. 복부팽만/비만/복수의 결손이 있는가?
18. 구강 기관내 삽관>#7.5 A또는 기관 절개관>#6.5?

Airway clearance

예　　아니오　　사정 불가능

19. 기침과 연하 반응이 적절한가?

Strength

예　　아니오　　사정 불가능

20. NIP(흡기음압)<20?
21. PEP(호기양압)>30?

Endurance

예　　아니오　　사정 불가능

22. STV(자발적 일호흡용적)>5ml/kg?
23. VC(폐활량)〉10~15 ml/Kg?

ABGs

예　　아니오　　사정 불가능

24. pH 7.30~7.45?
25. $Paco_2$, 40mmHg(또는 기준치) − mV(분당호흡용적)<10 L/min?(인공호흡기를 적용하는 동안의 수치임)
26. $FiO_2$<40%일 때 $Pao_2$>60인가?

## 5.12 • Algorithm for Management of Ventilator Alarms and/or Development Acute Respiratory Distress

인공호흡기 알람관리 및 급성 호흡곤란을 위한 알고리즘

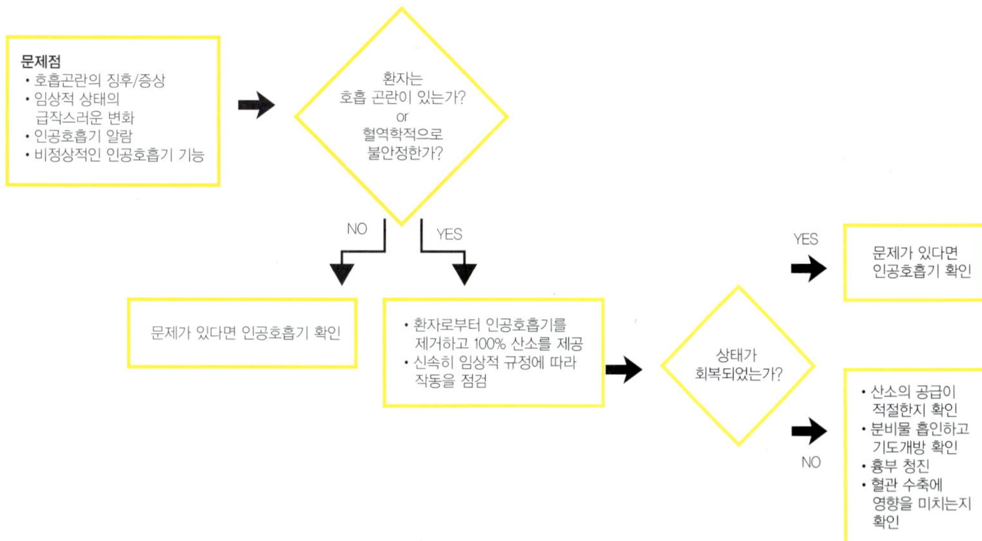

# 5.13 • Algorithm to Correct Hypoxemia in an Acute COPD Patient

급성 COPD 환자의 저산소증을 위한 알고리즘

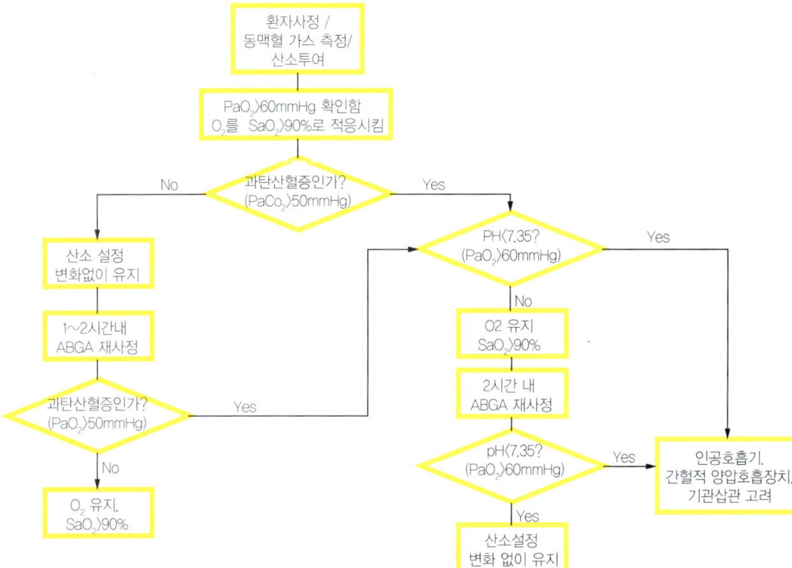


Algorithm to correct hypoxemia in an acute Ill COPD patient. ABG: arterial blood gas; NPPV: noninvasive positive pressure ventilation; $O_2$: oxygen; $PaCO_2$: arterial carbon dioxide tension; $PaO_2$: arterial oxygen tension; $SaO_2$: arterial oxygen saturation. (From: American Thoracic Society and European Respiratory Society. Standards for the diagnosis and management of patients with COPD 2004;183. Available: http://www.thoracic.org/sections/copd/resources. Accessed December 11, 2009.)

Section 6

# NEUROLOGIC CONCEPTS

## 신경계 개념

## 6.1 Glasgow Coma Scale

글라스고우 혼수 척도

| 반응 | 점수[a] |
|---|---|
| **개안반응(E)** | |
| 자발적으로 눈을 뜸 | 4 |
| 부르면 눈을 뜸 | 3 |
| 통증 자극에 눈을 뜸 | 2 |
| 반응 없음 | 1 |
| **운동반응(M)** | |
| 명령에 따름 | 6 |
| 통증 자극에 국소적 반응 | 5 |
| 통증 자극에 움츠림 | 4 |
| 이상 굴절 반응 | 3 |
| 이상 신전 반응 | 2 |
| 반응 없음 | 1 |
| **언어반응(V)** | |
| 지남력 있음 | 5 |
| 혼돈된 대화 | 4 |
| 부적절한 단어 | 3 |
| 이해 불명의 소리 | 2 |
| 반응 없음 | 1 |

[a] 혼수점수 = E + M + V (점수범위 3–15)

## 6.2 · Cranial Nerve Function

뇌 신경 기능

| 신경 | 기능 |
|---|---|
| I. 후신경(Olfactory) | 후각 |
| II. 시신경(Optic) | 시야, 시력 |
| III. 동안신경(Oculomotor) | 대부분의 외안근 운동<br>안검 거상<br>빛에 반응한 동공 수축 |
| IV. 활차신경(Trochlear) | 코와 하방쪽으로의 안구운동 |
| V. 삼차신경(Trigeminal) | 각막, 비점막, 구강점막을 포함한 안면 감각<br>저작근 운동 |
| VI. 외전신경(Abducens) | 안구 측면운동 |
| VII. 안면신경(Facial) | 눈감기를 포함한 안면근 운동<br>혀 전방 2/3 미각<br>타액과 눈물 분비 |
| VIII. 청신경(Acoustic) | 청력과 평형 |

## 6.2 Cranial Nerve Function(뇌 신경 기능) – 계속

| 신경 | 기능 |
| --- | --- |
| IX. 설인신경(Glossopharyngeal) | 구개반사, 연하와 발성 조절근(인후두 근육)운동<br>혀 후방1/3 미각 |
| X. 미주신경(Vagus (over innervation)) | 타액선 분비작용<br>심장, 폐, 위장관의 부교감신경계 활동 |
| XI. 척수부신경(Spinal accessory) | 흉쇄유돌근과 승모근 운동 |
| XII. 설하신경(Hypoglossal) | 혀 운동 |

## 6.3 · Circle of Willis

월리스 환

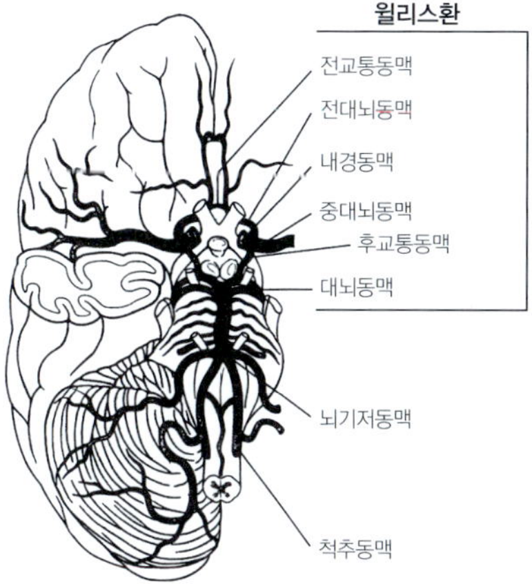


**뇌의 하단에서 본 월리스 환** (Reprinted from: Perry L, Sands JK. Vascular and degenerative problems of the brain. In: Phipps WJ, Marek JF, Monahan FD, Neighbors M, Sands JK, eds. Medical-Surgical Nursing: Health and Illness Perspectives. St Louis, MO: Mosby; 2003:1365.)

## 6.4 Incomplete Spinal Cord Injury Syndromes

불완전 척수 손상 증후군

| 증후군 | 병리 | 손상 수준에 따른 운동 기능 | 손상 수준에 따른 감각기능 |
|---|---|---|---|
| 중심척수증후군 | 중심 회백질 손상,<br>바깥쪽 백질의 보존 | 위약,<br>하지보다 상지의 마비가 심함 | 하지보다 상지의 감각 손실이 심함 |
| 전방척수증후군 | 척수 앞부분의 손상,<br>전 척수 동맥의 혈류 차단 | 마비 | 통각과 온도감각의 손실. 진동과 위치감각 보존 |
| 후방척수 증후군 | 추섬유단의 손상 | 정상 | 진동과 위치감각 소실. 통각과 온도감각 보존 |
| 브라운-씨쿼드증후군 | 척수 한쪽의 측부 손상 | 동측성 운동 마비 | 진동, 위치감각의 동측성 손실<br>통증, 온도 감각의 반대측 손실 |

## 6.5 Spinal Cord Injury-Functional Goals for Specific Levels of Complete Injury

척수 손상-완전 손상의 측정 수준에서의 기능적 목표

| 수준 | 작용/근육 | 능력 | 기능적 목표 |
|---|---|---|---|
| C1-C3 | | C3-머리, 목의 제한된 움직임 | **호흡** : 인공호흡기에 의존<br>**의사소통** : 말하는 것은 때로 어렵고 매우 제한되거나 불가능하다. 말하는 능력이 제한되어진다면 마우스 스틱과 말하거나 쓰는 것을 도와주는 컴퓨터와 같은 보조적인 기술로 의사소통이 가능하다.<br>척수 손상 환자의 효과적인 구두 의사소통은 씻기, 옷입기, 개인위생, 배뇨와 배변 수행과 같은 일상 활동에 직접 간병인이 필수적이다.<br>**일상 업무** : 보조적 기술로 책장을 넘기거나 전화기 사용, 전등과 기구 작동 등의 업무를 독립적으로 수행할 수 있다. |
| C3-C4 | | 보통은 머리와 목의 움직임을 조절 할 수 있고 C4 level 손상 환자는 어깨를 으쓱할 수 있다. | **호흡** : 손상 초반에는 호흡을 위해 인공호흡기가 요구되며 보통은 전 시간 인공호흡기의 도움 없이 호흡하는데 적응한다.<br>**의사소통** : 정상<br>**일상 업무** : 특수화된 기구로 몇몇은 식사하는데 있어 제한된 독립성을 가지며 조절 장치가 있는 침대를 독립적으로 작동할 수 있다.<br>**가동성** : 턱과 입, 머리로 조절가능한 전기휠체어를 작동할 정도 |

## 6.5 • 척수 손상-완전 손상의 측정 수준에서의 기능적 목표 (계속)

| 수준 | 작용/근육 | 능력 | 기능적 목표 |
|---|---|---|---|
| C5 | 팔꿈치 굴근<br>(상완 이두근) | 전형적으로 머리와 목은 조절가능하며 어깨를 으쓱할 수 있고 조절 가능하다. 팔꿈치를 구부리고 손바닥을 위로 향하게 돌릴 수 있다. | **일상 업무** : 특수화된 기구 착용 후 먹고 마시기, 세수, 양치, 면도, 머리손질을 독립적으로 수행할 수 있다.<br>**건강관리** : 스스로 기침하고 전면 혹은 측면으로 기대어 그들 스스로 건강관리를 할 수 있다.<br>**가동성** : 부드러운 표면의 단거리에서 수동 휠체어를 밀 수 있다. 일상 활동을 위해 일반적으로는 손으로 조절하는 전동 휠체어가 사용된다.<br>운전은 자격 있는 전문가가 특수화된 기구의 필요 여부를 결정한 뒤 가능하다. |
| C6 | 손목 신근<br>(척측수근신근, 작용측수근신근과 요측수근신근) | 머리, 목, 어깨, 팔, 손목을 움직일 수 있다. 어깨를 으쓱이고 팔꿈치를 구부리고 손바닥을 위, 아래로 돌릴 수 있으며 손목을 펼 수 있다. | **일상 업무** : 약간의 특수화된 기구의 도움으로 훨씬 편리하게 생활할 수 있고, 식사, 씻기, 몸단장, 개인위생, 옷입기 등의 일상 업무를 독립적으로 수행할 수 있다. 가벼운 가사를 독립적으로 수행 할 수도 있다.<br>**건강관리** : 독립적으로 압력조절, 피부 확인이 가능하고, 돌아누울 수 있다.<br>**가동성** : 독립적으로 이동할 수 있으나 종종 sliding board를 필요로 한다. 일상 활동을 위해 수동 휠체어를 이용할 수 있으나 더 큰 편이함을 위해 전동 휠체어를 사용한다. |

## 6.5 • 척수 손상-완전 손상의 측정 수준에서의 기능적 목표 (계속)

| 수준 | 작용/근육 | 능력 | 기능적 목표 |
|---|---|---|---|
| C7 | 팔꿈치 신근 (상완 삼두근) | C6 수준의 움직임과 비슷하며 팔꿈치의 강화 능력이 더해진다. | **일상 업무** : 가정 업무를 수행할 수 있다. 독립적인 생활에 있어서 적응하기 위한 도움이 보다 적게 요구된다.<br>**건강관리** : 휠체어를 밀 수 있다.<br>**가동성** : 수동휠체어를 사용한다. 이동하는데 보다 편리함을 갖는다. |
| C8 | 지굴근(심지굴근, 중지의 끝마디) | 손가락의 강도와 정밀성이 더해지며 제한되거나 자연적인 손 기능을 갖는다. | **일상 업무** : 보조장치 없이 식사, 씻기, 몸단장, 구강과 얼굴 위생, 배뇨, 배변활동을 독립적으로 수행할 수 있다. |
| T1 | 지외전근(소지 외전근) | | |
| T2-T6 | | 머리, 목, 어깨, 팔, 손, 손가락의 정상운동기능, 갈비뼈, 흉근사용증가 혹은 몸통을 조절한다. | **가동성** : 도움없이 앉아서 하는 약간의 활동들을 하는 능력이 증가된다. 때때로 보조기구로 제한된 보행을 할 수 있다. 이것은 상당한 에너지를 요구하고 상체에 기능적 이점이 없이 스트레스를 주며 상체관절에 손상을 입힐 수 있다. |
| T7-L1 | | 복부 조절 증가로 운동 기능이 더해진다. | **일상 업무** : 도움 없이 앉아서 하는 활동 가능<br>**건강관리** : 효과적인 기침 향상 |
| T2 | 고관절굴근(장요근) | 고관절, 무릎 움직임의 추가적인 회복 | **기동성** : 전문화된 다리와 발목 보호대의 도움으로 보행 가능. 보조 장치의 도움으로 보다 용이하게 낮은 수준의 보행 |

**6.5** • 척수 손상-완전 손상의 측정 수준에서의 기능적 목표 (계속)

| 수준 | 작용/근육 | 능력 | 기능적 목표 |
|---|---|---|---|
| L3 | 무릎신근(대퇴사두근) | | |
| L4 | 족배굴근(전경골근) | | |
| L5 | 장모지신근 | | |
| S1-S5 | 저측굴근(비복근) | 손상 수준에 달려 있으며 수의적 배뇨, 배변, 성기능의 회복에 다양한 정도가 있다. | **가동성** : 보조 장치를 적게 사용하거나 보조 장치 없이 보행할 수 있는 능력이 증가된다. |

## 6.6 • Intracranial Pressure Monitoring System

뇌내압 모니터링 시스템

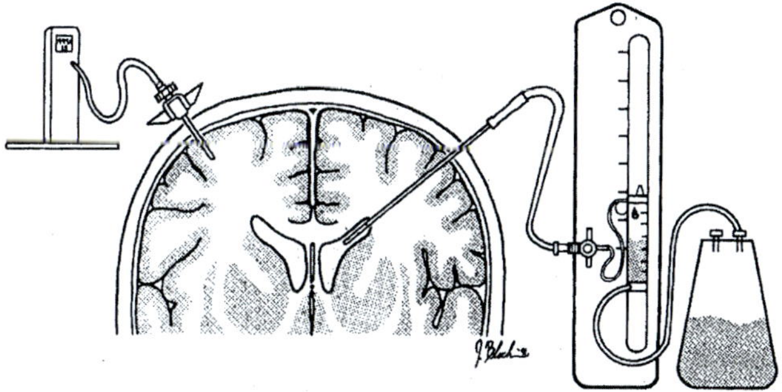

Ventriculostomy와 CSF 배액 시스템을 연결한 것이다. 3-way stopcock 조작으로 뇌척수액 배액 또는 압력 모니터링을 수행하게 된다. 한편으로 skull 볼트를 통해 뇌실질에 변환기를 삽입하기도 한다. 변환기는 외부 모니터링 기구에 연결된다.

(Reprinted from: Bergsneider M, Becker DP. Intracranial pressure monitoring. In: Shoemaker WC, Ayres SM, Grenvik A, Holbrook PR, eds, Textbook of Critical Care. 3rd ed. Philadelphia, PA; 쥬 sAUNDERS;1995,p.313.)

Section

# PHAMACOLOGY TABLES

## 약리학 표

# 7.1 Intravenous Medication Administration Guidelines

정맥내 약물 주입 지침

| 약명 | 표준 용량[a] | 희석 방법 | 주입시간/주의사항/약물 상호작용 |
|---|---|---|---|
| Abciximab<br>일시주입용량<br>지속주입용량 | <br>0.25 mg/kg<br>0.125 mcg/kg/min for 12hr | <br>$D_5W$ 250 mL | <br>10~60분 이상 일시주입<br>최대주입용량 = 10 mcg/min |
| Acetazolamide | 5 mg/kg/24h<br>또는 250 mg qd-qid | 희석 안함 | 500 mg/min의 속도로 주입 |
| Acyclovir | 5 mg/kg q8h | $D_5W$ 100 mL | 최소 60분 이상 주입 |
| Adenosine | 6 mg 투여 후 12 mg ×2회 투여 | 희석 안함 | 1~2초 이상 주입<br>약물 상호작용 : theophylline(1); persantine(2) |
| Alteplase<br>Acute MI<br>PE | <br>100 mg을 3시간 이상 주입<br>100 mg을 2시간 이상 주입 | <br>100 mg in NS 200 mL | Acute MI:<br>10 mg을 2min 이상 주입<br>→ 50 mg을 1hr 이상 주입<br>→ 40 mg을 2hr 이상 주입 |

| 약명 | 표준 용량[a] | 희석 방법 | 주입시간/주의사항/약물 상호작용 |
|---|---|---|---|
| Amikacin | | | |
| 표준 용량 | 7.5 mg/kg q12h | $D_5W$ 50 mL | 30분이상 주입 |
| 1일1회 투여용량 | 20 mg/kg q24h | $D_5W$ 50 mL | 약물 상호작용: 신경근차단약물(3)<br>치료적 약물 농도:<br>최고치 20~40 mg/L; 최저치 <8 mg/L<br>1일1회 투여용량: 24hr 최저치=0 mg/L; 최고치 불필요 |

[a] 표준용량 : 일반적 사용용량 목록임; 질환에 따라 특별한 용량이 필요한 상태를 제시함

약어: bid, twice a day(하루 두 번); HF, heart failure(심부전); conc, concentration(농축); $D_5W$ , dextrose-5%-water(5% 포도당액); DVT, deep venous thrombosis(심부정맥혈전); HPLC, high-performance liquid chromatography(고성능 액체 색층분석법); IM, intramuscular(근육내); IV, intravenous(정맥내); IVP, IV push(정맥내 일시 주입); IVPB, IV piggyback(정맥내 혼합주입); MI, myocardial infarction(심근경색); NS, normal saline(생리식염수); NSAID, nonsteroidal anti-inflammatory drug(비스테로이드성 항염제); PCP, pneumocystis carinii pneumonia(주폐포자충폐렴); PE, pulmonary embolism(폐색전증); PO, orally(경구로); prn, as needed(필요시); qd, daily(매일); SW, sterile water(멸균증류수).

약물 상호작용: (1) adenosine 길항 효과; (2) adenosine 강화 효과; (3) 신경근차단제 강화 효과; (4) theophiline 대사 억제; (5) 신경근차단제 길항 효과; (6) cimetidine 에 의한 대사 억제; (7) ciprofloxacin 에 의한 대사 억제 ; (8) digoxin 농도 증가; (9) erythromycin 에 의한 대사 억제 ; (10) 신독성의 증가; (11) heparin 요구량 증가

## 7.1 정맥내 약물 주입 지침 (계속)

| 약명 | 표준 용량[a] | 희석 방법 | 주입시간/주의사항/약물 상호작용 |
|---|---|---|---|
| Aminophylline<br>부하용량<br>(loading dose) | 6 mg/kg | $D_5W$ 50 mL | 30분 이상 주입<br>최대주입속도 25 mg/min<br>Aminophylline=80% theophylline |
| 지속주입용량<br>CHF<br>Normal<br>흡연가 | <br>0.3 mg/kg/h<br>0.6 mg/kg/h<br>0.9 mg/kg/h | 500 mg/$D_5W$ 500 mL | 약물상호작용: cimetidine, ciprofloxacin, erythromycin, clarithromycin(4)<br>치료적 약물농도: 10~20 mg/L |
| Ammonium chloride | mEq Cl = Cl deficit(mEq/L) × 0.2 × wt(kg) | 100 mEq/NS 500 mL | 최대주입속도: 0.2mEq/mL용액일 때 5 mL/min; pH와 Cl을 측정하면서 Cl결핍량의1/3~1/2을 교정; 나머지는 필요시 주입 |
| Amphotericin B | 0.5~1.5 mg/kg, q24hr | $D_5W$ 250 mL | 2~6hr 이상 주입<br>전해질 용액(saline, Ringer's lactated sol.등)과 혼합 금지 |
| Ampicillin | 0.5~3g, q4~6hr | NS 100 mL | 15~30분 이상 주입 |
| Ampicillin /sulbactam | 1.5~3g, q6hr | NS 100 mL | 15~30분 이상 주입 |

| 약명 | 표준 용량[a] | 희석 방법 | 주입시간/주의사항/약물 상호작용 |
|---|---|---|---|
| Anistreplase (APSAC) | 30U IV | SW 5 mL | 5분 이상 주입, aspirin 325 mg 경구 투여와 함께 투여<br>6시간 이상 사용하지 않는다면 준비된 것을 폐기 |
| Argatroban | | | |
| 일시주입용량 | 350 mcg/kg | 250 mg/NS 250 mL | aPTT 또는 ACT 값에 따라 용량 조절 |
| 지속주입용량 | 25 mcg/kg/min | | |
| Atenolol | 5 mg IV(5분 이상),<br>10분 후 5 mg IV | 희석하지 않음 | 1 mg/min의 속도로 주입 |
| Atracurium | | | |
| 기도삽관 용량 | 0.4~0.5 mg/kg | 희석하지 않음 | 히스타민 방출 방지를 위해 60초 이상 천천히 주입 |
| 유지용량 | 0.08~0.1 mg/kg | 희석하지 않음 | |
| 지속주입용량 | 5~9 mcg/kg/min | 1000 mg/$D_5W$ 150 mL | 지속주입시 최종 용량=250 mL, 농도=4 mg/mL<br>약물상호작용: aminoglycoside(3); anticonvulsants(5) |
| Aztreonam | 0.5~2g q6~12hr | $D_5W$ 100 mL | 15~30분 이상 주입 |

**7.1** ◦ 정맥내 약물 주입 지침 (계속)

| 약명 | 표준 용량[a] | 희석 방법 | 주입시간/주의사항/약물 상호작용 |
|---|---|---|---|
| Bivalirudin | | | |
| 일시주입용량 | 1 mg/kg | 250 mg/$D_5W$ 250 mL | 일시주입 시 2분 이상 주입 |
| 지속주입용량 | 2.5 mg/kg/h×4hr; 필요 시 0.2 mg/kg/h로 20hr 이상 주입 | | aPTT 또는 ACT 값에 따라 용량 조절 |
| Bumetanide | | | |
| 일시주입용량 | 0.5~1 mg | 희석하지 않음 | 최대주입속도: 1 mg/min |
| 지속주입용량 | 0.08~0.3 mg/h | 2.4 mg/NS100 mL | 지속 주입 |
| Calcium (elemental) | ca 성분의 100~200 mg을 100 mg/h로 15분이상 IV | 1,000 mg/ NS 1,000 mL | Ca chloride 1g = Ca성분 272 mg(13.6mEq)<br>Ca gluconate 1g = Ca 성분 90 mg(4.65mEq) |
| Cefazolin | 0.5~1g, q6~8h | $D_5W$ 50 mL | 15~30분 이상 주입 |
| Cefepime | 1~2g, q8~12h | 1~2g/$D_5W$ 100 mL | 15분 이상 주입 |
| Cefonicid | 1~2g, q24h | $D_5W$ 50 mL | 15~30분 이상 주입 |
| Cefoperazone | 1~2g, q12h | $D_5W$ 50 mL | 15~30분 이상 주입 |
| Cefotaxime | 1~2g, q4~6h | $D_5W$ 50 mL | 15~30분 이상 주입 |

| 약명 | 표준 용량[a] | 희석 방법 | 주입시간/주의사항/약물 상호작용 |
|---|---|---|---|
| Cefotetan | 1~2g, q12h | $D_5W$ 50 mL | 15~30분 이상 주입 |
| Cefoxitin | 1~2g, q4~6h | $D_5W$ 50 mL | 15~30분 이상 주입 |
| Ceftazidime | 0.5~2g, q8~12h | $D_5W$ 50 mL | 15~30분 이상 주입 |
| Ceftizoxime | 1~2g, q8~12h | $D_5W$ 50 mL | 15~30분 이상 주입 |
| Ceftriaxone | 0.5~2g, q12~24h | $D_5W$ 50 mL | 15~30분 이상 주입 |
| Cefuroxime | 0.75~1.5g, q8h | $D_5W$ 50 mL | 15~30분 이상 주입 |
| Chlorothiazide | 0.5~1g, qd-bid | SW 18 mL | 3~5분 이상 주입 |
| Chlorpromazine | 10~50 mg, q4~6h | NS으로 1 mg/mL 농도로 희석 | 1 mg/min 속도로 주입 |
| Cimetidine<br>IV piggyback | 300 mg, q6~8h | $D_5W$ 50 mL | 15~30분 이상 주입<br>IV 일시주입은 최소 5분 이상 주입 |
| 지속주입용량 | 37.5 mg/h | $D_5W$ 250 mL | 지속주입<br>약물상호작용: theophylline, warfarin, phenytoin, lidocaine, benzodiazepines(6) |

**7.1** 정맥내 약물 주입 지침 (계속)

| 약명 | 표준 용량[a] | 희석 방법 | 주입시간/주의사항/약물 상호작용 |
| --- | --- | --- | --- |
| Ciprofloxacin | 200~400 mg, q8~12h | 희석 전 용액 2 g/mL | 60분 이상 주입<br>약물상호작용: theophylline, warfarin(7) |
| Cisatricurium<br>지속주입용량 | <br>1~3 mcg/kg/min | | |
| Clevidipine | 1~16 mg/h | 희석하지 않음 | 지속주입 |
| Clindamycin | 150~900 mg, q8h | $D_5W$ 250 mL | 30~60분 이상 주입 |
| Conivaptan<br>일시주입용량<br>지속주입용량 | <br>20 mg<br>20 mg | <br>$D_5W$ 100 mL<br>$D_5W$ 250 mL | <br>30분 이상 주입<br>24시간 이상 주입 |
| Conjugated estrogen | 0.6 mg/kg/d ×5일 | NS 50 mL | 15~30분 이상 주입 |
| Cosyntropin | 0.25 mg IV | 희석하지 않음 | 60초 이상 주입 |

| 약명 | 표준 용량[a] | 희석 방법 | 주입시간/주의사항/약물 상호작용 |
|---|---|---|---|
| Cyclosporine | 5~6 mg/kg, q24h | $D_5W$ 100 mL | 2~6시간 이상 주입<br>약물상호작용: digoxin(8); erythromycin(9); amphotericin, NSAID(10)<br>IV 용량 = 1/3 PO 용량<br>치료적 약물농도: 최저치 50~150ng/mL(전혈-HPLC) |
| Dantrolene | | | |
| 일시주입용량 | 1~2 mg/kg | SW 60 mL | 가능한 빨리 주입 |
| 최대 용량 | 10 mg/kg | | 포도당, 전해질수액에 희석 금지 |
| 유지용량 | 2.5 mg/kg, q4h×24h | SW 60 mL | 60분 이상 주입 |
| Daptomycin | 4~6 mg/kg, q24h | 250 또는 500 mg/ NS 50 mL | 30분 이상 주입 |
| Desmopressin | 0.3 mg/kg | NS 50 mL | 15~30분 이상 주입 |
| Dexamethasone | 0.5~20 mg | NS 50 mL | 10 mg 이하는 희석 하지 않고 60초 이상 주입할 수 있다. |
| Dexamedetomidine | | | |
| 일시주입용량 | 1 mcg/kg | 200 mcg/NS 50 mL | 일시주입 시 10분 이상 주입 |
| 지속주입용량 | 0.2~1 mcg/kg/h | | |

### 7.1 • 정맥내 약물 주입 지침 (계속)

| 약명 | 표준 용량[a] | 희석 방법 | 주입시간/주의사항/약물 상호작용 |
|---|---|---|---|
| Diazepam | 2.5~5 mg, q2~4h | 희석하지 않음 | 2~5 mg/min의 속도로 주입, 활성대사산물로 인해 작용 |
| Diazoxide | 50~150 mg, q5~15min | 희석하지 않음 | 30초 이상 주입<br>최대용량 150 mg |
| Digoxin<br>digitalizing용량<br>유지용량 | <br>0.25 mg q4~6h로 1 mg까지 사용<br>0.125~0.25 mg, q24h | <br>희석하지 않음 | <br>3~5분 이상 주입<br>약물상호작용: amiodarone, cyclosporine, quinidine, verapamil(8)<br>치료적 약물농도: 0.5~2.0ng/mL |
| Diltiazem<br>일시주입용량<br>지속주입용량 | <br>0.25~0.35 mg/kg<br>5~15 mg/h | <br>희석하지 않음<br>125 mg / $D_5W$ 100 mL | <br>2분 이상 주입<br>지속 주입(최종 농도=1 mg/mL) |
| Diphenhydramine | 25~100 mg IV, q2~4h | 희석하지 않음 | 3~5분 이상 주입<br>1000 mg/24h 초과 용량은 경쟁적 히스타민 길항제로 사용됨 |
| Dobutamine | 2.5~20 mcg/kg/min | 500 mg / $D_5W$ 250 mL | 지속 주입 |

| 약명 | 표준 용량[a] | 희석 방법 | 주입시간/주의사항/약물 상호작용 |
|---|---|---|---|
| Dolasetron | 1.8 mg/kg 또는 100 mg | 희석안하거나<br>100 mg/$D_6$W 50 mL 희석 | 희석안한 약물은 최소 30초 이상 주입<br>Piggyback은 15분 이상 주입<br>Administer 30 L, 항암요법 직전 또는 마취 1시간 전에 주입 |
| Dopamine | | | |
| Renal dose | <5 mcg/kg/min | 400 mg/$D_5$W 250 mL | 지속주입 |
| Inotrope | 5~10 mcg/kg/min | 400 mg/$D_5$W 250 mL | 지속주입 |
| Pressor | >10 mcg/kg/min | 400 mg/$D_5$W 250 mL | 지속주입 |
| Doripenem | 500 mg, q8h | $D_5$W 또는 NS 100 mL | 60분~4시간 이상 주입 |

[a] 표준용량 : 일반적 사용용량 목록임; 질환에 따라 특별한 용량이 필요한 상태를 제시함

약어: bid, twice a day(하루 두 번); HF, heart failure(심부전); conc, concentration(농축); $D_5$W , dextrose-5%-water(5% 포도당액); DVT, deep venous thrombosis(심부정맥혈전); HPLC, high-performance liquid chromatography(고성능 액체 색층분석법); IM, intramuscular(근육내); IV, intravenous(정맥내); IVP, IV push(정맥내 일시 주입); IVPB, IV piggyback(정맥내 혼합주입); MI, myocardial infarction(심근경색); NS, normal saline(생리식염수); NSAID, nonsteroidal anti-inflammatory drug(비스테로이드성 항염제); PCP, pneumocystis carinii pneumonia(주폐포자충폐렴); PE, pulmonary embolism(폐색전증); PO, orally(경구로); prn, as needed(필요시); qd, daily(매일); SW, sterile water(멸균증류수).

약물 상호작용: (1) adenosine 길항 효과; (2) adenosine 강화 효과; (3) 신경근차단제 강화 효과; (4) theophiline 대사 억제; (5) 신경근차단제 길항 효과; (6) cimetidine 에 의한 대사 억제; (7) ciprofloxacin 에 의한 대사 억제 ; (8) digoxin 농도 증가; (9) erythromycin 에 의한 대사 억제 ; (10) 신독성의 증가; (11) heparin 요구량 증가

## 7.1 정맥내 약물 주입 지침 (계속)

| 약명 | 표준 용량[a] | 희석 방법 | 주입시간/주의사항/약물 상호작용 |
|---|---|---|---|
| Doxacurium | | | |
| 기관삽관용량 | 0.025~0.08 mg/kg | 희석하지 않음 | 5~10초 이상 주입 |
| 유지용량 | 0.005~0.01 mg/kg | 희석하지 않음 | 5~10초 이상 주입 |
| 지속주입용량 | 0.25 mcg/kg/min | 25 mg/$D_5W$ 50 mL | 지속주입<br>이상체중에 근거한 용량<br>약물상호작용: aminoglucosides(3); 항경련제(5) |
| Doxycycline | 100~200 mg, q12~24h | $D_5W$ 250 mL | 60분 이상 주입 |
| Drotrecogin alfa | 24 mcg/kg/h | NS에 100~200 mcg/mL 되도록 희석 | 전용라인이나 multilumen catheter를 이용하여 주입<br>총주입시간 96시간 |
| Droperidol | 0.625~10 mg, q1~4h | 희석하지 않음 | 3~5분 이상 주입 |
| Enalaprilat | 0.625~1.25 mg, q6h | 희석하지 않음 | 5분 이상 주입<br>이뇨제를 사용하는 환자인 경우 초기용량: 0.625 mg |
| Epinephrine | 1~4 mcg/min | 1 mg/$D_5W$ 250 mL | 지속주입 |

| 약명 | 표준 용량[a] | 희석 방법 | 주입시간/주의사항/약물 상호작용 |
|---|---|---|---|
| Eptifibatide | | | |
| 일시주입용량 | 180 mcg/kg | 희석하지 않음 | 최대주입시간 72시간 |
| 지속주입용량 | 퇴원전 또는 CABG 전까지<br>2 mcg/kg/min | | |
| Crtapencm | 1g, q24h | 1g/ NS50 mL | 30분 이상 주입 |
| Erythromycin | 0.5~1g, q6h | NS 250 mL | 60분 이상 주입<br>약물상호작용: theophylline(4); cyclosporine(9) |
| Erythropoietin | 12.5~600U/kg 일주일에 1~3회 | 희석하지 않음 | 3~5분 이상 주입 |
| Esmolol | | | |
| 일시주입용량 | 500 mcg/kg | 희석하지 않음 | 60초 이상 주입 |
| 지속주입용량 | 50~400 mcg/kg/min | 5g/ $D_5W$ 500 mL | 지속주입 |
| Ethacrynic acid | 50 mg<br>1회 반복가능 | $D_5W$ 50 mL | 3~5분 이상 주입<br>최대일회용량 100 mg |
| Etidronate | 7.5 mg/kg, qd 3일간 | NS 또는 $D_5W$ 500 mL | 적어도 2시간 이상 주입 |
| Famotidine | 20 mg, q12h | $D_5W$ 100 mL | 15~30분 이상 주입 |

**7.1** 정맥내 약물 주입 지침 (계속)

| 약명 | 표준 용량[a] | 희석 방법 | 주입시간/주의사항/약물 상호작용 |
|---|---|---|---|
| Fenoldopam | | | |
| 지속주입용량 | 0.1~1.6 mcg/kg/min | 20 mg/$D_5W$ 250 mL | 혈압에 따라 용량조절 |
| Fentanyl | | | |
| 일시주입용량 | 25~75 mcg, q1~2h | 희석하지 않음 | 5~10초 이상 주입 |
| 지속주입용량 | 50~100 mcg/h | 희석하지 않음 | 지속주입 |
| Filgastrim | 1~20 mcg/kg × 2~4주간 | $D_5W$ | 피하투여가 더 선호됨 |
| Fluconazole | 100~800 mg, q24h | 희석 전 용액 2 mg/mL | 최대주입속도 200 mg/h(IV rate 15~30분) |
| Flumazenil | | | |
| 진정상태 회복 | 초기 0.2 mg, 그 다음 0.2 mg씩을 총 1 mg이 될 때까지 60초마다 | 희석하지 않음 | 15초 이상 주입<br>1시간 동안 최대 용량 3 mg |
| Benzoliazepine 과용량 | 초기 0.2 mg, 그 다음 0.3 mg 1회, 그 다음 0.5 mg씩 총 3 mg이 될 때까지 30초마다 | 희석하지 않음 | 30초 이상 주입<br>1시간 동안 최대 용량 3 mg |
| 지속주입 | 0.1~0.5 mg/h | 5 mg/$D_5W$ 1000 mL | 지속주입 |

| 약명 | 표준 용량[a] | 희석 방법 | 주입시간/주의사항/약물 상호작용 |
|---|---|---|---|
| Foscarnet | | | |
| 유도용량 | 60 mg/kg, q8h | 희석하지 않음 | 1시간이상 주입 |
| 유지용량 | 90~120 mg/kg, q24h | 희석하지 않음 | 2시간이상 주입 |
| Fosphenytoin | | NS 250 mL | 주입속도: 150 mg/min 이하의 속도로 주입 |
| Status epilepticus | | | |
| 부하용량 | 15~20 mg/kg | | |
| Nonemergency | | | |
| 부하용량 | 10~20 mg/kg | | |
| 유지용량 | 4~6 mg/kg/day | | |
| Furosemide | | | |
| 일시주입용량 | 10~100 mg, q1~6h | 희석하지 않음 | 최대 주입속도 40 mg/min |
| 지속주입용량 | 1~15 mg/h | 100 mg/NS100 mL | 지속주입 |
| Gallium nitrate | 100~200 mg/m$^2$, qd 매일 1회 5일간 | $D_5W$ 1,000 mL | 24시간 이상 주입 |
| Ganciclovir | 2.5 mg/kg, q12h | $D_5W$ 100 mL | 1시간 이상 주입 |

### 7.1 정맥내 약물 주입 지침 (계속)

| 약명 | 표준 용량[a] | 희석 방법 | 주입시간/주의사항/약물 상호작용 |
|---|---|---|---|
| Gentamicin | | | |
| 부하용량 | 2~3 mg/kg | $D_5W$ 50 mL | 30분 이상 주입 |
| 유지용량 | 1.5~2.5 mg/kg, q8~24h | $D_5W$ 50 mL | 30분 이상 주입 |
| 1일1회투여용량 | 5~7 mg/kg, q24h | $D_5W$ 50 mL | 30분 이상 주입<br>중환자의 경우 분포용적(distribution volume)의 증가로 용량이 증가한다.<br>약물상호작용: 근신경계 차단제<br>치료적 약물 농도<br>최고치: 4~10 mg/mL<br>최저치: <2 mg/L<br>1일1회투여용량: 24h 최고치 = 0 mg/mL; 최저치는 불필요함 |
| Glycopyrrolate | 5~15 mcg/kg | 희석하지 않음 | 60초 이상 주입 |
| Granisetron | 10 mcg/kg | $D_5W$ 50 mL | 15분 이상 주입 |

| 약명 | 표준 용량[a] | 희석 방법 | 주입시간/주의사항/약물 상호작용 |
|---|---|---|---|
| Haloperidol(lactate) | | | |
| 일시주입용량 | 1~10 mg, q2~4h | 희석하지 않음 | 3~5분 이상 주입 |
| 지속주입용량 | 10 mg/h | 100 mg/$D_5$W 100 mL | 지속주입<br>응급상황 시 효과를 얻을 때까지 매 20~30분마다 두 배의 용량 주입가능<br>Decanoate salt는 IM으로만 투여 |
| Heparin | 10~25U/kg/h | 25,000U/$D_5$W 500 mL | 약물상호작용: nitroglycerin(11) |
| Hydralazine | 10~25 mg, q2~4h | 희석하지 않음 | |
| Hydrochloric acid | mEq=(0.5 X BW X (103-혈청의 농도)) | 100 mEq/SW 1,000 mL | 최대주입속도= 0.2mEq/kg/h |
| Hydrocortisone | 12.5~100 mg, q6~12h | 희석하지 않음 | 60초 이상 주입 |
| Hydromorphone | 0.5~2 mg, q4~6h | 희석하지 않음 | 60초 이상 주입<br>Dilaudid-HP는 10 mg/mL일 때 유효 |

## 7.1 정맥내 약물 주입 지침 (계속)

| 약명 | 표준 용량[a] | 희석 방법 | 주입시간/주의사항/약물 상호작용 |
|---|---|---|---|
| Ibutilide | | | 10분 이상 주입 |
| Patient>60kg | 1 mg | NS 50 mL | 초기용량 주입 후 10분 후 반복 투여 가능 |
| Patient<60kg | 0.01 mg/kg | | |
| Inamrinone | | | |
| 부하용량 | 0.75~3 mg/kg | 희석하지 않음 | 1~2분 이상 주입<br>포도당이 함유된 수액 혼합금지; 만약 포도당이 주입 중이라면 Y-connector나 tube 안으로 직접 주입 가능 |
| 지속주입용량 | 5~20 mcg/kg/min | 300 mg/ NS 120 mL | |
| Imipenem | 0.5~1g, q6~8h | $D_5W$ 100 mL | 30~60분 이상 주입 |
| Isoproterenol | 1~10 mcg/min | 2 mg/$D_5W$ 500 mL | 지속주입 |
| Ketamine | | | |
| 부하용량 | 1~4.5 mg/kg | 희석하지 않음 | 60초 이상 주입 |
| 지속주입용량 | 5~45 mcg/kg/min | 200 mg/$D_5W$ 500 mL | 지속주입 |

| 약명 | 표준 용량[a] | 희석 방법 | 주입시간/주의사항/약물 상호작용 |
|---|---|---|---|
| Labetalol | | | |
| 부하용량 | 20 mg, 이후 10분마다 두배 용량 (최대 총 300 mg까지) | 희석하지 않음 | 2분이상 주입 |
| 지속주입용량 | 1~4 mg/min | 200 mg/$D_5$W 160 mL | 지속주입 |
| Lopirudin | | | |
| 부하용량 | 0.4 mg/kg | 100 mg/$D_5$W 50 mL | aPTT에 따라 용량 조절, 혼합 후 12시간 내 사용 가능 |
| 지속주입용량 | 0.15 mg/kg/h<br>2~10일간 | | |

[a] 일반적 사용용량 목록임; 질환에 따라 특별한 용량이 필요한 상태를 제시함

약어: bid, twice a day(하루 두 번); HF, heart failure(심부전); conc, concentration(농축); $D_5$W , dextrose-5%-water(5% 포도당액); DVT, deep venous thrombosis(심부정맥혈전); HPLC, high-performance liquid chromatography(고성능 액체 색층분석법); IM, intramuscular(근육내); IV, intravenous(정맥내); IVP, IV push(정맥내 일시 주입); IVPB, IV piggyback(정맥내 혼합주입); MI, myocardial infarction(심근경색); NS, normal saline(생리식염수); NSAID, nonsteroidal anti-inflammatory drug(비스테로이드성 항염제); PCP, pneumocystis carinii pneumonia(주폐포자충폐렴); PE, pulmonary embolism(폐색전증); PO, orally(경구로); prn, as needed(필요시); qd, daily(매일); SW, sterile water(멸균증류수).

약물 상호작용: (1) adenosine 길항 효과; (2) adenosine 강화 효과; (3) 신경근차단제 강화 효과; (4) theophiline 대사 억제; (5) 신경근차단제 길항 효과; (6) cimetidine 에 의한 대사 억제; (7) ciprofloxacin 에 의한 대사 억제 ; (8) digoxin 농도 증가; (9) erythromycin 에 의한 대사 억제 ; (10) 신독성의 증가; (11) heparin 요구량 증가

**7.1** 정맥내 약물 주입 지침 (계속)

| 약명 | 표준 용량[a] | 희석 방법 | 주입시간/주의사항/약물 상호작용 |
|---|---|---|---|
| Levofloxacin | 250~750 mg, q24~48h | $D_5W$ 50~150 mL | 60분 이상 주입(250 mg, 500 mg)<br>90분 이상 주입(750 mg) |
| Levothyroxine | 25~200 mg, q24h | 희석하지 않음 | 5~10초 이상 주입<br>IV용량 = 경구용량의 75% |
| Lidocaine | | | |
| 부하용량 | 1 mg/kg | 희석하지 않음 | 60초 이상 주입 |
| 지속주입용량 | 1~4 mg/min | 2g/$D_5W$ 500 mL | 지속주입<br>약물상호작용: cimetidine(6)<br>치료적 농도 : 1.5~5.0 mg/L |
| Linezolid | 600 mg, q12h | 600 mg/ $D_5W$ 300 mL | 30~120분 이상 주입<br>Linezolid는 시간이 지날수록 노란색이 더 진해짐 |
| Lorazepam | | | |
| 부하용량 | 0.5~2 mg, q1~4h | 투약 전 NS에 1:1로 희석 | 2 mg/min으로 주입 |
| 지속주입용량 | 0.06 mg/kg/h | 20 mg/ $D_5W$ 250 mL | lorazepam의 침전물을 관찰한다.<br>지속주입동안 침전물이 환자에게 주입되는 것을 예방하기 위해 필터를 사용한다. |

| 약명 | 표준 용량[a] | 희석 방법 | 주입시간/주의사항/약물 상호작용 |
|---|---|---|---|
| Magnesium | | | 마그네슘 1g= 8mEq |
| 마그네슘 결핍 | 25mEq를 24시간 이상 주입 후 12시간 이상 6mEq | 25mEq/ $D_5W$ 1,000 mL | 지속주입 |
| 급성심근경색 | 15~45mEq 24~48시간 이상, 주입 이후 3일간 12.5mEq/day | 25mEq/ $D_5W$ 1,000 mL | 지속주입 |
| 심실 부정맥 | 16mEq를 1시간 이상, 이후 6시간 이상 40mEq | 40mEq/ $D_5W$ 1,000 mL | $D_5W$ 100 mL에 16mEq(2g)을 희석 후 1시간 이상 주입 |
| Mannitol | | | |
| 이뇨적사용 | | 희석하지 않음 | 30~60분 이상 주입 |
| 일시주입용량 | 0.25~0.5g/kg | | |
| 유지용량 | 0.25~0.5g/kg, q4h | | |
| 뇌부종시 사용 | 1.5~2g/kg, 30~60분 이상 | | |
| Meperidine | 25~100 mg, q2~4h | 희석하지 않음 | 60초 이상 주입<br>신부전인 경우 피함 |
| Meropenem | 0.5~2g, q8~24h | NS 50 mL 또는 희석하지 않음 | 15~30분 이상 주입 또는 3~5분 일시주입 |
| Methadone | 5~20 mg, 하루에 한번 | 희석하지 않음 | 3~5분 이상 주입<br>반복투여 시 축적됨 |

**7.1** 정맥내 약물 주입 지침 (계속)

| 약명 | 표준 용량[a] | 희석 방법 | 주입시간/주의사항/약물 상호작용 |
|---|---|---|---|
| Methyldopate | 0.25~1g, q6h | $D_5W$ 100 mL | 30~60분 이상 주입 |
| Methylptrednisolone | 10~500 mg, q6h | 희석하지 않음 | 60초 이상 주입 |
| Metoclopramide | | | |
| 소장 삽관 | 10 mg X 1 | 희석하지 않음 | 3~5분 이상 주입 |
| 항진토(antiemetic) | 화학요법 전 2 mg/kg,<br>이후 2 mg/kg, q2h<br>2회, 이후 q3h 3회 | $D_5W$ 50 mL | 15~30분 이상 주입 |
| Metoprolol | 5 mg, q2min 3회 | 희석하지 않음 | 3~5분 이상 주입 |
| Metronidazole | 500 mg, q6h | Premixsolution 5 mg/mL | 30분 이상 주입 |
| Midazolam | | | |
| 일시주입용량 | 0.025~0.35 mg/kg, q1~2h | 희석하지 않음 | 0.5 mg/min 속도로 주입 |
| 지속주입용량 | 0.5~5 mcg/kg/min | 50 mg/$D_5W$ 100 mL | 지속주입<br>중환자에서 제거율은 예측할 수 없음<br>약물상호작용: cimetidine(6) |

| 약명 | 표준 용량[a] | 희석 방법 | 주입시간/주의사항/약물 상호작용 |
|---|---|---|---|
| Milrinone | | | |
| 부하용량 | 50 mcg/kg | 1 mg/mL | 10분 이상 주입<br>5 mL 주사기 사용 |
| 유지용량 | 0.375~0.75 mcg/kg/min | 50 mg/$D_5W$ 250 mL | 지속주입 |
| Mivacurium | | | |
| 기관내투여 | 0.25 mg/kg | 희석하지 않음 | 60초 이상 주입 |
| 유지용량 | 0.1 mg/kg | 희석하지 않음 | 60초 이상 주입 |
| 주입용량 | 9~10 mcg/kg/min | 50 mg/$D_5W$ 100 mL | 지속주입<br>약물 상호작용: aminoglycosides(3); 항경련제(5) |
| Morphine | | | |
| 일시주입용량 | 2~10 mg | 희석하지 않음 | 60초 이상 주입 |
| 지속주입용량 | 2~5 mg/h | 100 mg + $D_5W$ 100 mL | 지속주입 |
| Moxifloxacin | 400 mg, q24h | 400 mg + NS 250 mL | 60분 이상 주입 |
| Nafcillin | 0.5~2 g, q4~6h | $D_5W$ 100 mL | 30~60분 이상 주입 |

**7.1** 정맥내 약물 주입 지침 (계속)

| 약명 | 표준 용량[a] | 희석 방법 | 주입시간/주의사항/약물 상호작용 |
|---|---|---|---|
| Naloxone | | | |
| 수술후 마약성 억제 | | | |
| 부하용량 | 0.1~0.2 mg, q2~3min | 희석하지 않음 | 60분 이상 주입 |
| 지속주입용량 | 3~5 mcg/kg/h | 2 mg/$D_5W$ 250 mL | 지속주입 |
| Opiate 과용량 | | | |
| 부하용량 | 0.4~2 mg, q2~3min | 희석하지 않음 | 60초 이상 주입 |
| 지속주입용량 | 2.5~5 mcg/kg/h | 2 mg/$D_5W$ 250 mL | 지속주입 |
| Neostigmine | 25~75 mcg/kg | 희석하지 않음 | 60초 이상 주입 |
| Nesiritide | | | |
| 일시주입용량 | 2 mcg/kg | 1.5 mg/$D_5W$ 250 mL (보존료 무첨가 수액) | 혈압저하 감시 |
| 지속주입용량 | 0.01 mcg/kg/min | $D_5W$ 250 mL | |
| Nitroglycerin | 10~300 mcg/min | 50 mg/$D_5W$ 250 mL | 지속주입<br>약물 상호작용: heparin (11) |
| Nitroprusside | 0.5~10 mcg/kg/min | 50 mg/$D_5W$ 250 mL | 지속주입<br>thiocyanate < 10 mg/dL 로 유지 |

| 약명 | 표준 용량[a] | 희석 방법 | 주입시간/주의사항/약물 상호작용 |
|---|---|---|---|
| Norepinephrine | 4~10 mcg/min | 4 mg/$D_5W$ 250 mL | 지속주입 |
| Ofloxacin | 200~400 mg, q12h | $D_5W$ 100 mL | 60분 이상 주입 |
| Ondansetron | | | |
| 항암치료로 인한 오심과 구토 | 32 mg 항암치료 30분전 투여 | $D_5W$ 50 mL | 15~30분 이상 주입 |
| 수술 후 발생한 오심과 구토 | 4 mg × 1회 | 희석하지 않음 | 2~5분 이상 주입 |
| Oxacillin | 0.5~2 g, q4~6h | $D_5W$ 100 mL | 30분 이상 주입 |
| Pamidronate | 60~90 mg × 1회 | $D_5W$ 1000 mL | 24시간 이상 주입 |
| Pancuronium | | | |
| 기관삽관시 용량 | 0.06~0.1 mg/kg | 희석하지 않음 | 60초 이상 주입 |
| 유지용량 | 0.01~0.015 mg/kg | 희석하지 않음 | 60초 이상 주입 |
| 지속주입용량 | 1 mcg/kg/min | 50 mg/$D_5W$ 250 mL | 지속주입<br>대사물질이 약물활성에 기여함<br>약물 상호작용: aminoglycosides (3), 항경련제 (5) |

## 7.1 • 정맥내 약물 주입 지침 (계속)

| 약명 | 표준 용량[a] | 희석 방법 | 주입시간/주의사항/약물 상호작용 |
|---|---|---|---|
| Penicillin G | 8~24 MU, q4h 분할 투여 | $D_5W$ 100 mL | 15~30분 이상 주입 |
| Pentamidine | 4 mg/kg, q24h | $D_5W$ 50 mL | 60분 이상 주입 |
| Pentobarbital | | | |
| 일시주입용량 | 5~10 mg/kg | NS 100 mL | 2시간 이상 주입 |
| 지속주입용량 | 0.5~1 mg/kg/h(초기용량) | NS 250 mL | 지속주입 |
| | 0.5~4 mg/kg/h(유지용량) | 2 g/NS 250 mL | 치료적 농도: 20~50 mg/L |
| Phenobarbital | | NS 100 mL | 2시간 이상 주입 |
| 일시주입용량 | 5~10 mg/kg | NS 250 mL | 지속주입 |
| 지속주입용량 | 0.5~1 mg/kg/h(초기용량) | 2g/NS 250 mL | 치료적 농도: 20~50 mg/L |
| | 0.5~4 mg/kg/h(유지용량) | | |
| Phentolamine | | | |
| 일시용량 | 2.5~10 mg prn q5~15min | 희석하지 않음 | 3~5분 이상 주입 |
| 연속 점적 | 1~10 mg/min | 50 mg/$D_5W$ 100 mL | 지속주입 |
| Phenylephrine | 20~30 mcg/min | 15 mg/$D_5W$ 250 mL | 지속주입; 20~30초 이상 0.5 mg |

| 약명 | 표준 용량[a] | 희석 방법 | 주입시간/주의사항/약물 상호작용 |
|---|---|---|---|
| Phenytoin<br>간질지속증<br>일시주입용량<br>지속주입용량 | <br><br>15~20 mg/kg<br>5 mg/kg/day(2~3회로 분할투여) | <br>희석하지 않음 | 최대 주입 속도: 50 mg/min<br>약물 상호작용: cimetidine; 신경근차단제<br>치료적 농도: 10~20 mg/L |
| Phosphate (potassium) | 0.08~0.64 mmol/kg | 칼륨 농축 기능 | 6~8시간 이상 주입<br>$PO_4$ 1 mmol = P 31 mg<br>주사용액이 칼륨이온 0.4 mEq/mL보다 더 농축되지 않도록 한다. |
| Piperacillin | 2~4 g, q4~6h | $D_5W$ 100 mL | 15~30분 이상 주입 |

[a] 표준용량 : 일반적 사용용량 목록임; 질환에 따라 특별한 용량이 필요한 상태를 제시함

약어: bid, twice a day(하루 두 번); HF, heart failure(심부전); conc, concentration(농축); $D_5W$ , dextrose-5%-water(5% 포도당액); DVT, deep venous thrombosis(심부정맥혈전); HPLC, high-performance liquid chromatography(고성능 액체 색층분석법); IM, intramuscular(근육내); IV, intravenous(정맥내); IVP, IV push(정맥내 일시 주입); IVPB, IV piggyback(정맥내 혼합주입); MI, myocardial infarction(심근경색); NS, normal saline(생리식염수); NSAID, nonsteroidal anti-inflammatory drug(비스테로이드성 항염제); PCP, pneumocystis carinii pneumonia(주폐포자충폐렴); PE, pulmonary embolism(폐색전증); PO, orally(경구로); prn, as needed(필요시); qd, daily(매일); SW, sterile water(멸균증류수).

약물 상호작용: (1) adenosine 길항 효과; (2) adenosine 강화 효과; (3) 신경근차단제 강화 효과; (4) theophiline 대사 억제; (5) 신경근차단제 길항 효과; (6) cimetidine 에 의한 대사 억제; (7) ciprofloxacin 에 의한 대사 억제 ; (8) digoxin 농도 증가; (9) erythromycin 에 의한 대사 억제 ; (10) 신독성의 증가; (11) heparin 요구량 증가

**7.1** 정맥내 약물 주입 지침 (계속)

| 약명 | 표준 용량[a] | 희석 방법 | 주입시간/주의사항/약물 상호작용 |
|---|---|---|---|
| Piperacillin /tazobactam | 3.375 g IV q6h | $D_5W$ 100 mL | 30분 이상 주입<br>2.25 g 바이알은 piperacillin 2 g과 tazobactam 0.25 g을 함유한다. |
| Potassium chloride | 5~40 mEq/h | 40 mEq/1,000 mL (NS, $D_5W$ 등) | 주입 속도 > 20mEq 시 심장 감시가 필요하다. |
| Prednisolone | 4~60 mg, q24h | 희석하지 않음 | 60초 이상 주입 |
| Procainamide | | | |
| 부하용량 | 15 mg/kg | $D_5W$ 50 mL | 최대 주입 속도: 25~50 mg/min |
| 지속주입용량 | 1~4 mg/min | 2 g/$D_5W$ 500 mL | 지속주입<br>치료적 농도:<br>Procainamide: 4~10 mg/L<br>NAPA: 10~20 mg/L |
| Propofol | | | |
| 일시주입용량 | 0.25~0.5 mg/kg | 희석하지 않음 | 1~2분 이상 주입 |
| 지속주입용량 | 5~50 mcg/kg/min | 희석하지 않음 | 지속주입 |

| 약명 | 표준 용량[a] | 희석 방법 | 주입시간/주의사항/약물 상호작용 |
|---|---|---|---|
| Propranolol | | | |
| 일시주입용량 | 0.5~1 mg, q5~15min | 희석하지 않음 | 60초 이상 주입 |
| 지속주입용량 | 1~4 mg/h | 50 mg/$D_5W$ 500 mL | 지속주입 |
| Protamine | Heparine 투여 30 min 이내:<br>1~1.5 mg(Heparine 100U 당);<br>30~60 min: 0.5~0.75 mg<br>(Heparine 100U 당) ;<br>> 120 min: 0.25~0.375 mg<br>(Heparine 100U 당) | 50 mg/SW 5 mL | 3~5분 이상 주입<br>; 10분에 50 mg 초과 금지 |
| Pyridostigmine | 100~300 mcg/kg | 희석하지 않음 | 지속성 신경근차단제의 작용을 반전시키기 위해 사용<br>60초 이상 주입 |
| Quinidine gluconate | 600 mg 투여 후,<br>400 mg, q2h<br>200~300 mg, q6h | 800 mg/$D_5W$ 50 mL | 주입 속도 1 mg/min; 심장 감시 필요<br>치료적 농도 1.5~5 mg/L |

## 7.1 정맥내 약물 주입 지침 (계속)

| 약명 | 표준 용량[a] | 희석 방법 | 주입시간/주의사항/약물 상호작용 |
|---|---|---|---|
| Quinupristin/dalfopristin | 7.5 mg/kg, q8~12h | $D_5W$ 250 mL | 60분 이상 주입<br>중심정맥으로의 주입이 선호됨<br>말초정맥으로 주입 후 $D_5W$를 주입하여 정맥의 자극을 최소화할 수 있다. |
| Ranitidine | | | |
| 정맥내주입(IVPB) | 50 mg, q6~8h | $D_5W$ 50 mL | 15~30분 이상 주입<br>정맥 내 일시 주입(IVP) 시에는 최소 5분 이상 주입해야 한다. |
| 지속주입용량 | 6.25 mg/h | 150 mg/$D_5W$ 150 mL | 지속주입 |
| Reteplase | 10~U × 2회 | 멸균증류수(SW) 10 mL | 2분 이상 주입, 전용혈관으로 단독 주입, 주입 후 NS나 $D_5W$를 주입하여 헤파린 처리된 카테터를 씻어낸다. |
| Rocuronium | | | |
| 기관내투여 용량 | 0.45~1.2 mg/kg | 희석하지 않음 | 60초 이상 주입 |
| 유지용량 | 0.075~0.15 mg/kg | 희석하지 않음 | 60초 이상 주입 |
| 지속주입용량 | 10~14 mcg/kg/min | 50 mg/$D_5W$ 100 mL | 지속주입 |

| 약명 | 표준 용량[a] | 희석 방법 | 주입시간/주의사항/약물 상호작용 |
|---|---|---|---|
| Streptokinase | | | |
| 급성심근경색 | 1.5 MU | $D_5W$ 45 mL | 30분 이상 주입 |
| 심부정맥혈전, 폐색전증 | 250,000 U 30분 이상 주입 후 100,000 U/h 24~72시간 이상 주입 | $D_5W$ 90 mL | 지속주입 |
| Succinylcholine | 0.6~2 mg/kg | 희석하지 않음 | 60초 이상 주입 |
| Tacrolimus | 50~100 mcg/kg/day | 5 mg/$D_5W$ 250 mL | |
| Tenecteplase | 30~50 mg | 멸균증류수 SW 10 mL | 5초 이상 주입 |
| t-PA | 100 mg | 100 mg/$D_5W$ 100 mL | 첫 1시간 동안 60 mg/h로 주입 후, 다음 2시간 동안 20 mg/h로 주입 |
| Theophyline | | | 흡연자: 0.9 mg/kg/h |
| 일시주입용량 | 6 mg/kg | 800 mg/500 mL | 비흡연자: 0.6 mg/kg/h |
| 지속주입용량 | 0.3~0.9 mg/kg/h | 혼합 제제 제품 | 간부전과 심부전: 0.3 mg/kg/h |
| Thiamine | 100 mg qd × 3 | $D_5W$ 50 mL | 15~30분 이상 주입 |
| Thiopental | 3~4 mg/kg | 희석하지 않음 | 3~5분 이상 주입 |

**7.1** 정맥내 약물 주입 지침 (계속)

| 약명 | 표준 용량[a] | 희석 방법 | 주입시간/주의사항/약물 상호작용 |
|---|---|---|---|
| Ticarcillin | 3 g q3~6h | $D_5W$ 100 mL | 15~30분 이상 주입 |
| Ticarcillin /clavulance | 3.1 g q4~6h | $D_5W$ 100 mL | 15~30분 이상 주입 |
| Tirofiban | | | |
| 일시주입용량 | 0.4 mcg/kg/h | 25 mg/$D_5W$ 50 mL | 30분 이상 주입 |
| 지속주입용량 | 0.1 mcg/kg/min 혈관성형이나 관절절제 후 12~24시간 주입 | | |
| Tobramycin | | | |
| 부하용량 | 2~3 mg/kg | $D_5W$ 50 mL | 30분 이상 주입 |
| 유지용량 | 1.5~2.5 mg/kg, q8~24h | $D_5W$ 50 mL | 30분 이상 주입<br>중환자들은 체액 분포 용적의 증가로 용량 증가 필요함<br>약물 상호작용: 신경근차단제(3)<br>치료적 농도<br>최고치: 4~10 mg/L<br>최저치: <2 mg/L |
| Torsemide | 5~20 mg, qd | 희석하지 않음 | 60초 이상 주입 |

| 약명 | 표준 용량[a] | 희석 방법 | 주입시간/주의사항/약물 상호작용 |
|---|---|---|---|
| Trimethaphan | 0.5~5 mg/min | 500 mg/$D_5W$ 500 mL | 지속주입 |
| Timethaprim-sulfamethoxazole | | | |
| 일반 감염 | 4~5 mg/kg, q12h | $D_5W$ 25 mL 당 TMP 16 mg – SMX 80 mg | 60분 이상 주입 |
| 주폐포자충폐렴 (PCP) | 5 mg/kg, q6h | $D_5W$ 25 mL 당 TMP 16 mg – SMX 80 mg | 60분 이상 주입<br>치료적 농도: 100~150 mg/L |
| Urokinase 폐색전증 | 4400 U/kg 10분 이상 투여 후 4400 U/h 12시간 이상 주입 | $D_5W$ 195 mL | 지속주입 |

[a] 표준용량 : 일반적 사용용량 목록임; 질환에 따라 특별한 용량이 필요한 상태를 제시함

약어: bid, twice a day(하루 두 번); HF, heart failure(심부전); conc, concentration(농축); $D_5W$, dextrose-5%-water(5% 포도당액); DVT, deep venous thrombosis(심부정맥혈전); HPLC, high-performance liquid chromatography(고성능 액체 색층분석법); IM, intramuscular(근육내); IV, intravenous(정맥내); IVP, IV push(정맥내 일시 주입); IVPB, IV piggyback(정맥내 혼합주입); MI, myocardial infarction(심근경색); NS, normal saline(생리식염수); NSAID, nonsteroidal anti-inflammatory drug(비스테로이드성 항염제); PCP, pneumocystis carinii pneumonia(주폐포자충폐렴); PE, pulmonary embolism(폐색전증); PO, orally(경구로); prn, as needed(필요시); qd, daily(매일); SW, sterile water(멸균증류수).

약물 상호작용: (1) adenosine 길항 효과; (2) adenosine 강화 효과; (3) 신경근차단제 강화 효과; (4) theophiline 대사 억제; (5) 신경근차단제 길항 효과; (6) cimetidine 에 의한 대사 억제; (7) ciprofloxacin 에 의한 대사 억제 ; (8) digoxin 농도 증가; (9) erythromycin 에 의한 대사 억제 ; (10) 신독성의 증가; (11) heparin 요구량 증가

**7.1** 정맥내 약물 주입 지침 (계속)

| 약명 | 표준 용량[a] | 희석 방법 | 주입시간/주의사항/약물 상호작용 |
|---|---|---|---|
| Vancomycin | 1g, q12h | $D_5W$ 250 mL | 'Red-man' 증후군을 방지하기 위해 최소 1시간 이상 천천히 주입<br>치료적 농도<br>최고치: 20~40 mg/L<br>최저치: <10 mg/L |
| Vasopressin | | | |
| 위장관 출혈 | 0.2~0.3 U/min | 100 U/$D_5W$ 250 mL | 최대 주입 속도 0.9 U/min |
| 패혈증 쇼크 | 0.01~0.04 U/min | | |
| Vecuronium | | | |
| 기관삽관시 용량 | 0.1~0.28 mg/kg | 희석하지 않음 | 60초 이상 주입 |
| 유지용량 | 0.01~0.015 mg/kg | 희석하지 않음 | 60초 이상 주입 |
| 지속주입용량 | 1 mcg/kg/min | 20 mg/$D_5W$ 100 mL | 연속주입<br>대사물질이 약물활성에 기여함<br>약물 상호작용: aminoglycosides(3), 항경련제(5) |
| Verapamil | | | |
| 일시주입용량 | 0.075~0.15 mg/kg | 희석하지 않음 | 1~2분 이상 주입<br>지속주입<br>약물 상호작용: digoxin(8) |

# 7.2 · Neuromuscular Blocking Agents

신경근 차단제

| 약물 | 용량 | 약효 발현/지속 시간 | 특이사항 |
|---|---|---|---|
| **탈분극제** | | | |
| Succinylcholine | 기관삽관시 용량 : 1~2 mg/kg | 발현 : 1분<br>지속 : 10분 | Pseudocholinesterase 결핍 시 마비 지연<br>금기 : 악성 고체온증 가족력, 신경근병, 고칼륨혈증, open eye injury, 주요 조직 손상(화상, 외상, 으깸손상), 뇌압상승<br>부작용: 서맥(특히 아동에서), 빈맥, 혈청K농도 증가 |
| **비탈분극제 단기형** | | | |
| Mivacurium | 기관삽관시 용량: 0.25 mg/kg | 발현 : 5분<br>지속 : 15~20분 | Pseudocholinesterase에 의해 대사됨<br>기관삽관시 용량 : 초기 0.15 mg/kg 30초 후 0.1 mg/kg 투여 |
| | 유지용량 : 0.1 mg/kg<br>지속투여 : 9.0~10.0 mcg/kg/min | 지속 : 15분 | |

## 7.2 • 신경근 차단제 (계속)

| 약물 | 용량 | 약효 발현/지속 시간 | 특이사항 |
|---|---|---|---|
| **중간형** | | | |
| Atracurium | 기관삽관시 용량 : 0.5 mg/kg<br>유지용량 : 0.08~0.10 mg/kg<br>지속 투여: 5~9 mcg/kg/min | 발현 : 2분<br>지속 : 30~40분<br>지속 : 15~25분 | 일시 투여 용량 >0.6 mg/kg인 경우 histamine이 분비되며, 천식이나 저혈압을 악화시킬 수 있음<br>신기능 및 간기능과 독립적으로 배설<br>Hofmann 배설과 에스테르 가수분해에 의해 혈장내 대사됨<br>신기능 및 간기능 부전에 의해 지속 시간이 지연되지 않음<br>succinylcholine이 금기이거나 선호되지 않을 때 사용 |
| Cisatricurium | 기관삽관시 용량 : 0.5 mg/kg<br>유지용량 : 0.03 mg/kg<br>지속적 투여 : 1~3 mcg/kg/min | 발현 : 2분<br>지속 : 30~90분<br>지속 : 15~30분 | atracurium에 비해 histamine이 적게 분비됨<br>신기능 및 간기능과 독립적으로 배설됨<br>Hofmann 배설과 에스테르 가수분해에 의해 혈장내 대사됨<br>신기능 및 간기능 부전에 의해 지속 시간이 지연되지 않음 |
| Rocuronium | 기관삽관시 용량 : 0.45~1.2 mg/kg<br>유지용량 : 0.075~0.15 mg/kg<br>지속적 투여 : 10~14 mcg/kg/min | 발현 : 0.7~1.3분<br>지속 : 22~67분<br>지속 : 12~17분 | histamine 분비와 연관없음<br>succinylcholine 이 금기이거나 선호되지 않을 때 사용<br>간에 의해 대사됨. 지속 시간은 신기능 부전에 의한 유의한 연장이 없으나 간질환 환자에서 연장됨<br>심혈관계 부작용 없음 |

| 약물 | 용량 | 약효 발현/지속 시간 | 특이사항 |
|---|---|---|---|
| Vecuronium | 기관삽관시 용량 : 0.1~0.15 mg/kg<br>유지용량 : 0.01~0.15 mg/kg<br>지속적 투여 : 1 mcg/kg/min | 발현 : 2분<br>지속 : 30~40분<br>지속 : 15~25분 | histamine 분비와 연관없음<br>담에서 주로 배설됨<br>간에 의해 대사됨; 신기능에 대한 의존은 미약하나 신기능 부전시 대사산물이 능동적으로 축적됨<br>succinylcholine이 금기이거나 선호되지 않을 때 사용<br>심혈관계 부작용 없음 |
| **지속형** | | | |
| Doxacurium | 기관삽관시 용량: 0.025~0.8 mg/kg<br>유지용량 : 0.005~0.1 mg/kg<br>지속적 투여 : 0.25 mcg/kg/min<br>(일반적으로 추천되지 않음) | 발현 : 4~5분<br>지속 : 55~160분<br>지속 : 35~45분 | 심혈관계 부작용 없음<br>대부분 신장으로 배설됨; 신기능 부전시 유의하게 축적됨 |
| Pancuronium | 기관삽관시 용량: 0.06~0.1 mg/kg<br>0.1 mg/kg<br>유지용량 : 0.01~0.015 mg/kg<br>지속적 투여 : 1 mcg/kg/min<br>(일반적으로 추천되지 않음) | 발현 : 2~3분<br>지속 : 60~100분<br>지속 : 25~60분 | 빈맥 (미주신경 억제 효과)<br>간에 의해 대사됨. 신기능에 대한 의존은 미약하나 신기능 부전시 대사산물이 능동적으로 축적됨 |

# 7.3 • Vasoactive Agents

혈관작용제

| | 수용체 특이성 | | | | | | 약리 작용 | | | |
|---|---|---|---|---|---|---|---|---|---|---|
| 약물 및 용량 | α | β1 | β2 | DM | SM | VD | VC | INT | CHT | |
| **Inotropes** | | | | | | | | | | |
| Dobutamine | | | | | | | | | | 심박출량 저하의 급성기 관리에 유용함; 만성심부전에서 간헐적 주입시 증상이 완화되나 생존이 연장되지 않음. |
| 2~10 mcg/kg/min | 1+ | 3+ | 2+ | – | – | 1+ | 1+ | 3+ | 1+ | |
| >10~20 mcg/kg/min | 2+ | 4+ | 3+ | – | – | 2+ | 1+ | 4+ | 2+ | |
| Isoproterenol | | | | | | | | | | 생명을 위협하는 서맥의 임시 치료에 1차적으로 사용됨. |
| 2~10 mcg/kg/min | – | 4+ | 3+ | – | – | 3+ | – | 4+ | 4+ | |
| Inamrinone | | | | | | | | | | 심박출량 저하의 급성기 치료에 유용함; dobutamine과 병용 투여 가능. |
| 부하용량: 0.75 mg/kg | | | | | | | | | | |
| 유지용량: 5~15 mcg/kg/min | – | – | – | – | 2+ | 2+ | – | 3+ | 3+ | 혈소판 감소증과 관련됨. |
| Milrinone | | | | | | | | | | 심박출량 저하의 급성기 치료에 유용함; dobutamine과 병용 투여 가능. |
| 부하용량: | | | | | | | | | | |
| 50 mcg/kg 10분이상 | | | | | | | | | | |
| 유지용량: | | | | | | | | | | |
| 0.375~0.75 mcg/kg/min | – | – | – | – | 2+ | 2+ | – | 3+ | 3+ | |

| 약물 및 용량 | 수용체 특이성 | | | | | | 약리 작용 | | | |
|---|---|---|---|---|---|---|---|---|---|---|
| | α | β1 | β2 | DM | SM | VD | VC | INT | CHT | |
| **혼합효과** | | | | | | | | | | |
| Dopamine | | | | | | | | | | 용량을 20~30 mcg/kg/min 이상으로 증가할 경우 일반적으로 추가적인 반응이 없음; 다른 혈압상승제를 투여할 때 2 mcg/kg/min 의 용량으로 신장을 보호할 수 있다. |
| 2~5 mcg/kg/min | – | 3+ | – | 4+ | – | – | – | 2+ | 1+ | |
| 5~10 mcg/kg/min | – | 4+ | 2+ | 4+ | – | | – | 1+ | 2+ | |
| 10~20 mcg/kg/min | 3+ | 4+ | 1+ | – | – | – | 3+ | 3+ | 3+ | |
| Epinephrine | | | | | | | | | | 혈관수축제/수축촉진 혼합효과; Norepinephrine보다 강한 수축촉진 효과를 가짐; 관상혈관이나 뇌혈관 수축효과가 없음; 혈압 유지 요구에 따라 투여 |
| 0.01~0.05 mcg/kg/min | 1+ | 4+ | 2+ | – | – | 1+ | 1+ | 4+ | 2+ | |
| >0.05 mcg/kg/min | 4+ | 3+ | 1+ | – | – | – | 3+ | 3+ | 3+ | |
| **혈관수축제** | | | | | | | | | | |
| Norepinephrine<br>2~20 mcg/kg/min<br>titrate to effect | 4+ | 2+ | – | – | – | – | 4+ | 1+ | 2+ | 혈관수축제/수축촉진 혼합효과; Dopamine이 부적절할 때 유용함; 혈압 유지 요구에 따라 투여(일반적으로 20 mcg/kg/min 이하) |
| Phenylephrine<br>30 mcg/min<br>IV and titrate | 4+ | – | – | – | – | – | 4+ | – | – | 심장에 대한 직접적인 효과없는 순수한 혈관수축제; 서맥을 유발할 수 있음; 다른 혈관수축제가 빈맥을 유발할 경우 유용함; 혈압 유지 요구에 따라 투여 |

## 7.3 • 혈관작용제 (계속)

| | 수용체 특이성 | | | | | | 약리 작용 | | | |
|---|---|---|---|---|---|---|---|---|---|---|
| 약물 및 용량 | α | β1 | β2 | DM | SM | VD | VC | INT | CHT | |
| Vasopressin 0.01~0.04 U/min | – | – | – | – | – | – | 4+ | – | – | 심장에 대한 직접적인 효과없이 순수한 혈관수축제; 0.04 U/min 이상으로 용량 증가 시 장허혈을 유발할 수 있음 |
| **혈관확장제** | | | | | | | | | | |
| Nitroglycerin 20~100 mcg/min | – | – | – | – | 4+ | 4+ A<V | – | – | 1+ | 빠른 내성, 두통 |
| Nitroprusside 0.5~10 mcg/min | – | – | – | – | 4+ | 4+ A=V | – | – | 1+ | 투여기간 > 48시간이면 thiocyanate levels 감시 ; thiocyanate level < 10 mg/dL 유지 |

약어: $\alpha_1$:$\alpha_1$-adrenergic $\alpha_1$(아드레날린성); $\beta_1$:$\beta_1$-adrenergic $\beta_1$(아드레날린성); $\beta_2$:$\beta_2$-adrenergic $\beta_2$(아드레날린성); DM: dopaminergic(도파민작용성); SM: smooth muscle(평활근); VD: vasodilator(혈관확장성); VC: vasoconstrictor(혈관수축성); INT: inotropic(근 수축성); CHT: chronotropic(심박수변동성). 혈관수축제는 일반적으로 중심정맥으로 투여되며 적절한 수액보충과 함께 사용되어져야 한다. 모든 약제는 심근허혈을 촉발시킬 수 있다. phenylephrine을 제외한 모든 약제는 빠른 부정맥을 일으킬 수 있다.

참고 : Gonzalez ER, Meyers DG. Assessment and management of cardiogenic shock. In Ironate JC, ed. Clinics in Emergency Medicine: Cardiovascular Emergencies. New York, NY: Churchill Livingston; 1986:125, with permission.

# 7.4 • Antiarrhythmic Agents

부정맥제

| 약제 | 적응증 | 용량 | 특이사항 |
|---|---|---|---|
| Class IA | | | |
| Procainamide | 심실기외수축; 심방세동과 심방조동의 율동전환; WPW | 부하용량: (IV) 15 mg/kg을 25~50 mg/min 속도로<br>유지용량: (IV) 2~5 mg/min | N-acetyl procainamide는 활성대사물이다: 루푸스양증후군; 발진; 무과립구증; QT 간격 연장<br>치료적농도 : PA 4~10 mg/L, NAPA 10~20 mg/L |
| Quinidine | 심실기외수축; 심방세동과 심방조동의 율동전환; WPW | Quinidine sulfate: 200~300 mg PO q6h<br>Quinidine sulfate; 324~648 mg PO q8h | 설사, 구역, 두통, 어지러움; 혈소판감소증 등의 과민반응; 용혈; 발열; 간염; 발진; QT 간격 연장; digoxin 농도 상승<br>다른 염제로 전환할 때는 용량보정 해야 함: Quinidine sulfate(83% quinidine), gluconate(62% quinidine), polygalacturonate(60% quinidine)<br>치료적농도: 2.5~5 mg/L |

## 7.4 부정맥제 (계속)

| 약제 | 적응증 | 용량 | 특이사항 |
|---|---|---|---|
| Disopyramide | 심실기외수축; 심방세동과 심방조동의 율동전환; WPW | 100~300 mg PO q6h; SR: 100~300 mg PO q12h | 항콜린성 효과; 수축력 감소; QT 간격 연장<br>치료적 농도: 2~4 mg/L |
| Class IB | | | |
| Lidocaine | 악성 심실기외수축; WPW | 1.5 mg/kg를 2분 이상에 걸쳐 IV, 이후 1~4 mg/min | 심방성 부정맥에는 효과 없음<br>경련; 감각이상; 섬망; cimetidine에 의해 농도 상승; 미미한 혈역학적 효과<br>치료적 농도: 1.5~5 mg/L |
| Mexiletine | 악성 심실기외수축 | 150~300 mg PO q6~8h, 식사와 함께 | 심방성 부정맥에는 효과 없음<br>IA와 IC 약제보다 효과가 적음<br>구역; 떨림; 어지러움; 섬망; cimetidine에 의해 농도 상승<br>치료범위 : 0.5~2 mg/L |
| Tocainide | 악성 심실기외수축 | 200~600 mg PO q8h, 식사와 함께 | 심방성 부정맥에는 효과 없음<br>IA와 IC 약제보다 효과가 적음<br>구역; 떨림; 어지러움; 섬망; 무과립구증; 폐렴; 미미한 혈역학적 효과<br>치료적 농도: 4~10 mg/L |

| 약제 | 적응증 | 용량 | 특이사항 |
|---|---|---|---|
| **Class IC** | | | |
| Flecainide | 다른 약제에 불응하는 생명에 위협적인 심실성 부정맥<br>구조적 심장 질환이 없는 환자에서 심방세동 또는 조동과 WPW를 포함하는, 증상이 있고 불능화된 발작적 심실상성 부정맥의 예방 | 100~200 mg PO q12h | 다른 부정맥 유발 효과; 중정도의 수축력 감소; 어지러움; 전도이상<br>치료적 농도: 0.2~1 mg/L |
| Propafenone | 다른 약제에 불응하는 생명에 위협적인 심실성 부정맥<br>구조적 심장 질환이 없는 환자에서 SVT, WPW, 발작적 심방세동 또는 조동 | 150~300 mg PO q8h | 다른 부정맥 유발효과; 수축력 감소; 어지러움; 구역; 전도이상 |
| **Class IB/IC(혼합 전기생리학적 효과)** | | | |
| Moricizine | 다른 약제에 불응하는 생명에 위협적인 심실성 부정맥 | 100~300 mg PO q8h | 다른 부정맥 유발효과; 어지러움; 구역; 두통 |

## 7.4 부정맥제 (계속)

| 약제 | 적응증 | 용량 | 특이사항 |
|---|---|---|---|
| **Class II(베타-차단 약제들)** | | | |
| Propranolol | 심방세동, 심방조동과 SVT에서 심실박동수를 느리게 함; 심실조기수축 억제 | 0.5~1 mg까지 IV, 이후 1~4 mg/h (또는 10~100 mg PO q6h) | 심장선택성이 아님; 저혈압; 기관지연축; 수축력 감소 |
| Esmolol | 심방세동, 심실조동, SVT와 MAT에서 심실박동수를 느리게 함 | 부하용량: 500 mcg을 1분 이상<br>유지용량: 50 mcg/kg/min; 다시 일시주입한 후 5분마다 50 mcg/kg/min씩 최대 400까지 증량한다. | 저용량에서 심장선택적; 저혈압; 수축력 감소; 매우 짧은 반감기 |
| Metoprolol | 심방세동, 심방조동, SVT와 MAT에서 심실박동수를 느리게 함 | 초기 주입용량: 5 mg을 5분마다 15 mg까지, 이후 25~100 mg PO q8~12h | 저용량에서 심장선택적; 저혈압; 수축력 감소 |
| **Class III** | | | |
| Amiodarone | 다른 약제에 불응하는 WPW를 포함하여 생명에 위협적인 심실성 부정맥, 심실상성 부정맥 | 800~1600 mg PO qd 1~3주동안, 이후 600~800 mg PO qd 4주동안, 이후 100~400 mg PO qd | 반감기>50일; 폐섬유증; 각막 미세침착; 갑상선 기능 저하/항진증; 푸른빛 피부; 간염; 감광성; 전도이상; 중정도의 수축력 감소; coumadin 효과 증가; digoxin 농도 상승<br>치료적 농도; 1~2.5 mg/L |

| 약제 | 적응증 | 용량 | 특이사항 |
|---|---|---|---|
| Bretylium | 난치성 심실빈맥과 심실세동 | 5~10 mg/kg를 10분 간격으로 30 mg/kg까지 IV, 이후 0.5~2 mg/min | 초기엔 고혈압, 이후 체위성 저혈압; 구역 및 구토; 이하선염; 카테콜라민 민감성 |
| Sotalol | 생명을 위협하는 심실성 부정맥 | 80~160 mg PO q12h; 160 mg PO q8h까지 증량 가능 | Class III 특성을 가진 베타 차단제; 다른 부정맥 유발효과; QT간격 연장 |
| Dofetilide | 심방세동의 율동진환 | 250~500 mg을 하루 두 번 경구투여 | QT 간격과 creatinine clearance에 따라 용량 조정 |
| **Class IV(칼슘통로 길항제)** | | | |
| Verapamil | SVT 율동전환; 심방세동, 심방조동과 MAT에서 심실박동수 느리게 함 | IV 일시주입: 5~10 mg을 2~3분 이상에 걸쳐 투여(필요시 30분 내에 반복), 지속주입: 2.5~5 mcg/kg/min<br>PO: 40~160 mg PO q8h | 저혈압; 수축력 감소; 전도장애; digoxin level 상승; 일반적으로 WPW에 금기 |
| Diltiazem | SVT 율동전환; 심방세동, 심방조동과 MAT에서 심실박동수 느리게 함 | IV 일시주입: 0.25 mg/kg를 2분 이상에 걸쳐 투여(필요시 0.35 mg/kg를 15분 내에 반복), 지속주입: 5~15 mg/h<br>PO: 30~90 mg PO q6h | 저혈압; verapamil보다 수축력 감소가 덜함; 전도장애; 드물게 간 손상; 일반적으로 WPW에 금기 |

## 7.4 • 부정맥제 (계속)

| 약제 | 적응증 | 용량 | 특이사항 |
|---|---|---|---|
| **기타 약제들** | | | |
| Adenosine | WPW를 포함하여, 심실상성빈맥 율동전환 | 6 mg을 빠르게 IV; 효과 없으면 2분 후에 12 mg을 빠르게 IV; 주입 후에 빨리 flush; 중심정맥을 통해 투여시, 더 적은 용량 사용 | 홍조; 호흡곤란; 방실결절차단 효과가 dipyridamole에 의해 증가하고 theophylline과 caffeine에 의해 감소; 매우 짧은 반감기(≈10초) |
| Atropine | 증상이 있는 서맥의 초기 치료 | 0.5 mg IV 일시주입; 필요시 총 2 mg까지 5분마다 반복 | 빈맥과 허혈을 유발할 수도 있음 |
| Digitalis | 심방세동과 심방조동에서 방실전도를 느리게 함 | 부하용량: 0.5 mg IV, 이후 0.25 mg IV q4~6h 1 mg까지 ; 유지용량: 0.125~0.375 mg PO/IV qd | 심장차단; 부정맥; 구역; 황색시증(yellow vision); 많은 약제들과 상호작용, 일반적으로 WPW에 금기<br>치료적 농도: 0.5~2.0 mg/mL |

약어: AV, atrioventricular(방실의); MAT, multifocal atrial tachycardia(다소성 심방빈맥); SR, sustained release(지효성); WPW, Wolff-Parkinson-White.

## 7.5 • Therapeutic Drug Monitoring

치료적 약물농도 감시

| 약물 | 통상적 치료적 농도 | 통상적 채혈시간 |
|---|---|---|
| **항생제** | | |
| Amikacin | 최고치: 20~40 mg/L | 최고치: 30분간 주입하고 30~60분 후 |
| | 최저치: <10 mg/L | 최저치: 다음 투여 직전 |
| Chloramphenicol | 최고치: 10~25 mg/L | 최고치: 30분간 주입하고 30~90분 후 |
| | 최저치: 5~10 mg/L | 최저치: 다음 투여 직전 |
| Flucytosine | 최고치: 50~100 mg/L | 최고치: 경구 투여 후 1~2시간 |
| | 최저치: <25 mg/L | 최저치: 다음 투여 직전 |
| Gentamicin | 최고치: 4~10 mg/L | 최고치: 30분간 주입하고 30~60분 후 |
| | 최저치: <2 mg/L | 최저치: 다음 투여 직전 |
| Tobramycin | 최고치: 4~10 mg/L | 최고치: 30분간 주입하고 30~60분 후 |
| | 최저치: <2 mg/L | 최저치: 다음 투여 직전 |
| Netilmicin | 최고치: 4~10 mg/L | 최고치: 30분간 주입하고 30~60분 후 |
| | 최저치: <2 mg/L | 최저치: 다음 투여 직전 |
| Vancomycin | 최고치: 20~40 mg/L | 최고치: 1시간 주입하고, 주입이 끝난 후부터 1시간 |
| | 최저치: <20 mg/L | 최저치: 다음 투여 직전 |
| Sulfonamides (sulfamethoxazole, sulfadiazine, cotrimoxazole) | 최고치: 100~150 mg/L | 최고치: 1시간 주입하고 2시간 후 |
| | | 최저치: 해당 없음 |

## 7.5 치료적 약물농도 감시 (계속)

| 약물 | 통상적 치료적 농도 | 통상적 채혈시간 |
|---|---|---|
| **항부정맥제** | | |
| Amiodarone | 0.5~2 mg/L | 최저치: 다음 투여 직전 |
| Digoxin | 0.5~2 mcg/L | 최고치: 투여 후 8~12시간<br>최저치: 다음 투여 직전 |
| Disopyramide | 2~4 mg/L | 최저치: 다음 투여 직전 |
| Flecainide | 0.2~1.0 mg/L | 최저치: 다음 투여 직전 |
| Lidocaine | 1.5~5 mg/L | 지속주입 동안 언제든지 |
| Mexiletine | 0.5~2 mg/L | 최저치: 다음 투여 직전 |
| Procainamide/NAPA | Procainamide: 4~10 mg/L<br>NAPA: 10~20 mg/L | IV: 부하용량 IV 후 즉시: 지속주입 동안 언제든지 |
| Quinidine | 2.5~5 mg/L | 최저치: 다음 투여 직전 |
| Tocainide | 4~10 mg/L | 최저치: 다음 투여 직전 |
| **항전간제** | | |
| Carbamazepine | 4~12 mg/L | 최저치: 다음 투여 직전 |
| Pentobarbital | 20~50 mg/L | IV: 부하용량 IV 후 즉시: 지속주입 동안 언제든지 |
| Phenobarbital | 15~40 mg/L | 최저치: 다음 투여 직전 |
| Phenytoin | 10~20 mg/L | IV: 투여 후 2~4시간<br>최저치: PO/IV: 다음 투여 직전<br>Free phenytoin level : 1~2 mg/L |
| Valproic acid | 50~100 mg/L | 최저치: 다음 투여 직전 |

## 7.5 • 치료적 약물농도 감시 (계속)

| 약물 | 통상적 치료적 농도 | 통상적 채혈시간 |
|---|---|---|
| **기관지확장제** | | |
| Theophylline | 10~20 mg/L | IV: IV 일시주입 투여 전, 투여 후 30분, 지속주입 동안 언제든지<br>PO: 속효성 제제 투여 후 2시간, 지속성 투여 후 4시간<br>최저치: 다음 투여 직전 |
| **기타** | | |
| Cyclosporine | 50~150ng/mL (전혈, 고성능액체색층분석법) | 최저치: IV, PO: 다음 투여 직전 |

## 7.6 · Tips for Calculating IV Medication Infusion Rates

정맥 내 약물 주입속도 계산 사례

**특정 약물 용량을 투여하기 위한 주입속도를 계산하는데 필요한 정보**

- 주입되는 용량 (즉, mg/kg/min, mg/min, mg/h)
- IV 용액 농도 (즉, dopamine 400 mg in $D_5W$ 250 mL = 1.6 mg/mL; nitroglycerin 50 mg in $D_5W$ 250 mL = 200 mcg/mL)
- 환자의 체중

1. 70kg 환자에게 dobutamine 500 mg을 $D_5W$ 250 mL에 혼합하여 5 mcg/kg/min으로 투여하기 위한 IV 주입속도를 mL/h로 계산하시오.
   - 주입되는 용량: 5 mcg/kg/min
   - dobutamine 농도: 500 mg/250 mL = 2 mg/mL 또는 2000 mcg/mL
   - 환자의 체중: 70kg

계산:

5 mcg/kg/min × 70kg = 350 mcg/min
350 mcg/min × 60min/h = 21,000 mcg/h
21,000 mcg/h ÷ 2000 mcg/mL = 10.5 mL/h

정답: dobutamine을 5 mcg/kg/min으로 투여하려면 IV 주입펌프를 10.5 mL/h로 조절한다.

2. 70kg 환자에게 nitroglycerin 50 mg을 $D_5W$ 250 mL에 혼합하여 50 mcg/min으로 투여하기 위한 IV 주입속도를 mL/h로 계산하시오.
   - 주입되는 용량: 50 mcg/min
   - nitroglycerin 농도: 50 mg/250 mL = 0.2 mg/mL 또는 200 mcg/mL
   - 환자의 체중: 70kg

계산:

50 mcg/min × 60min/h = 3000 mcg/h
3000 mcg/h ÷ 200 mcg/mL = 15 mL/h

정답: nitroglycerin을 50 mcg/min으로 투여하려면 IV 주입펌프를 15 mL/h로 조절한다.

**3. 70kg 환자에게 aminophylline 1g을 $D_5W$ 500 mL에 혼합하여 0.6 mg/kg/h로 투여하기 위한 aminophylline의 부하용량과 주입속도를 mL/h로 계산하시오. 부하용량은 $D_5W$ 100 mL에 희석하여 30분 이상 주입되어야 한다.**

- 필요한 용량: 부하용량: 6 mg/kg  유지용량: 0.6 mg/kg/h
- aminophylline 농도: aminophylline vial: 500 mg/20 mL = 25 mg/mL  aminophylline 주입: 1g/500 mL = 2 mg/mL
- 환자의 체중: 70kg

계산:

부하용량: 6 mg/kg × 70kg = 420 mg
420 mg ÷ 25 mg/mL = 16.8 mL
주입속도: aminophylline 16.8 mL + $D_5W$ 100 mL = 116.8 mL
116.8 mL ÷ 0.5/h = 233.6 mL/h

정답: aminophylline 부하용량을 30분동안 주입하려면 주입펌프를 234 mL/h로 조절한다

유지용량: 0.6 mg/kg/h × 70kg = 42 mg/h
42 mg/h ÷ 2 mg/mL = 21 mL/h

정답: aminophylline 유지용량 42 mg/h 또는 0.6 mg/kg/h를 투여하려면 주입펌프를 21 mL/h로 조절한다.